Derivaciones Urinarias

EDITOR: *Diego Molina Ruiz*

Copyright © 2016 Diego Molina Ruiz

Edita: Molina Moreno Editores molina.moreno.editores@gmail.com

Tapa blanda, Nº páginas 111. Diseño de portada: Diego Molina Ruiz

Título de la obra: Derivaciones Urinarias

Libro número 10

Serie: Notas sobre el cuidado de Heridas

Primera edición: 11/10 /2016

Autores:

Autora: María Auxiliadora Gómez Pacheco

Autor: Javier García Gómez

Diego Molina Ruiz Ed.

ISBN-10: 1539708667
ISBN-13: 978-1539708667

Edición impresa en papel y ebook disponible en:
www.amazon.com y www.amazon.es

TÍTULO DE LA OBRA:

DERIVACIONES URINARIAS

LIBRO NÚMERO 10

SERIE: NOTAS SOBRE EL CUIDADO DE HERIDAS

AUTORES:

MARÍA AUXILIADORA GÓMEZ PACHECO

JAVIER GARCÍA GÓMEZ

EDITOR: *Diego Molina Ruiz*

PRESENTACIÓN

La rápida evolución que en los últimos años han experimentado los conocimientos científicos, los medios técnicos, el desarrollo farmacológico y el propio sistema de salud se evidencia en la práctica clínica diaria. Esta práctica comprende un conjunto de actividades que buscan responder a la necesidad de revelar, diagnosticar o examinar lesiones con fines clínicos o de investigación. En base a ello, los profesionales de la salud, desplegamos toda una actividad curativa o paliativa utilizando para ello técnicas y procedimientos propios.

La referencia a los cuidados está presente en todo el recorrido de la obra. Destaca ante todo que es una compilación centrada en los cuidados. El lector puede comprobar gratamente, que junto a un catálogo de variadas técnicas articuladas de manera concisa y completa, contiene actividades derivadas del cuidado, enunciadas con una terminología propia y entendible. Además de una exhaustiva y pormenorizada descripción de las técnicas imprescindibles, quien se acerque a sus páginas va a encontrar los elementos más reconocibles de cuidar en distintos lugares tanto en un ambiente clínico como en el domicilio del paciente. En este aspecto, en el texto se recupera la visión centrada en el paciente y no tanto hacia la técnica.

Por otra parte, se trata de una obra colectiva que ha conseguido reunir a un destacado grupo de profesionales. Esta acertada mistura de autores aporta un profundo saber práctico y actualizado, muy útil para la clínica, que es la que caracteriza a la cultura del cuidado. Si bien, cuidar de un modo excelente no es un acto o conjunto de acciones que se puedan improvisar o protocolizar. Es necesaria la individualidad, la especificidad del cuidado, que deben ir más allá de la técnica.

La obra completa denominada "Notas sobre el cuidado de heridas" se compone de 15 libros, de los cuales los 14 primeros tratan de manera específica distintos temas como son: Los distintos tipos de Heridas, Quemaduras, Lesiones cutáneas, los Cuidados tanto de Ostomías como de Traqueotomías, las diferentes tipos de Úlceras, y el Pie Diabético. Y por último el número 15 es un libro Resumen o Compendio que recoge o engloba a los 14 anteriores.

Para terminar, es importante para mí el agradecer a todos los componentes de éste ambicioso Proyecto Editorial todo el esfuerzo que han realizado, desde el estudio pormenorizado de los temas, conciso y conforme a los más recientes hallazgos de la investigación y tecnología, hasta las pautas éticas, poniendo a disposición de la sociedad en general, lo que pueda ser un referente necesario de práctica clínica en el cuidado avanzado de Heridas.

Diego Molina Ruiz

EDITOR: *Diego Molina Ruiz*

DEDICATORIA

El presente libro en particular y la colección "Notas sobre el Cuidado de Heridas" a la que pertenece, en general, van dedicados a todas las personas que padecen alguna de las lesiones que aquí se tratan. A las personas que las cuidan, sean familiares, profesionales o amigos. Y también a todas la personas interesadas en conocer o practicar todo el saber que su lectura ofrece.

¡Salud y Ánimo!

Diego Molina Ruiz

CONTENIDO

AGRADECIMIENTOS

A todo el elenco de autores que han hecho possible la elaboración del presente libro y en su conjunto toda la colección que forman la serie denominada "Notas sobre el Cuidado de Heridas". Un equipo de profesionales que destacan por su incansable interés por la innovación basada en la evidencia. El conocimiento apoyado por la investigación y la experimentación de practicas clínicas que conforman la experiencia del trabajo diario. Con la observación y recogida de las anotaciones necesarias para ser plasmadas y compartidas a través los textos incluidos en ésta obra.

1 INTRODUCCIÓN

Las malformaciones del tracto urinario, las lesiones funcionales de la vejiga así como las tumorales que precisan de su extirpación han constituido el origen del fértil ingenio quirúrgico de la urología que a lo largo de casi siglo y medio se ha visto en la necesidad de posibilitar la conducción, el almacenamiento y la evacuación al exterior de la orina formada por los riñones cuya función era vital conservar para el mantenimiento de la salud.[1]

Los enormes cambios experimentados en la medicina, los progresos en la cirugía, la diversidad de técnicas de reimplante uretral y un mayor conocimiento urodinámico han posibilitado el progresivo y sostenido desarrollo de multitud de derivaciones urinarias distintas alcanzando en la actualidad hasta casi medio centenar de técnicas quirúrgicas diferentes.

La primera derivación urinaria conocida fue comunicada por Simon en 1852 consistente en una ureteroscolostomía fistulizando ambos uréteres al recto.[2]

En la actualidad, el intestino continúa siendo el tejido de elección para la sustitución vesical utilizando diferentes variantes técnicas y modificaciones dando lugar, como ya comentamos a multitud de técnicas quirúrgicas y posibilidades para el paciente.[2]

El objetivo de esta guía no es otro que aproximar al profesional de enfermería al conocimiento y manejo de las diferentes opciones de derivación urinaria si su trayectoria profesional no les ha permitido el contacto con el área urológica y también servir como apoyo y consulta para todos aquellos otros profesionales que en su labor diaria de cuidado dispongan de un conocimiento previo y práctico en el tratamiento y cuidado de este tipo de pacientes.

Pretendemos que constituya una herramienta de apoyo y consulta, fácil y dinámica, con una lectura amena y estructurada que permita al profesional no solo en hospitales, sino también en consultas de atención primaria conocer los principales aspectos y necesidades de los pacientes portadores de una derivación urinaria.

Son múltiples las opciones de abordaje del tema. Su amplitud y su multidisciplinariedad hacen que sean muchos los caminos sobre los que se hace posible pasear para descubrir las peculiaridades de cada técnica y cada paciente. Los autores han optado por discurrir en un orden cronológico temporal partiendo del diagnóstico de un problema de salud, la indicación de realización de una técnica de derivación urinaria, la técnica quirúrgica en sí, los cuidados perioperatorios del paciente, sus posibles complicaciones y su derivación a domicilio para que comience su nueva vida.

No solo se pretende informar, apoyar y asesorar al profesional para el desarrollo de un plan de cuidados de calidad sino abogamos por que el abordaje de nuestro paciente sea temprano, en las fases iniciales del proceso. Y que no finalice con el alta hospitalaria; la continuidad de cuidados y la interacción no solo profesional sino también personal es vital en pos de garantizar un óptimo e integral estado final de salud.

En nuestra labor diaria de aportar cuidados de enfermería de calidad podemos afirmar que existe una necesidad creciente de disponer de mínimos conocimientos específicos en una gran cantidad de especialidades; la situación socioeconómica actual nos obliga a una multiespecialización que no siempre es fácil desarrollar de forma satisfactoria. El conocimiento, primero, y el apoyo o asesoramiento, después, son esenciales para garantizar calidad, seguridad y disminuir, en cierta medida los niveles de stress de los profesionales de enfermería no solo a nivel hospitalario sino también, y en el mismo nivel de importancia y exigencia, en el ámbito ambulatorio.

2 ANATOMOFISIOLOGÍA

El sistema urinario está compuesto por los riñones, las vías urinarias intrarenales (cálices menores, cálices mayores y pelvis renal) y las extrarrenales (uréteres, vejiga y uretra). Es el encargado de la producción y eliminación de la orina.

2.1 RIÑONES

Son dos glándulas de gran tamaño con forma de judía, situadas a cada lado de la columna vertebral, en contacto con la parte superior de la pared dorsal del abdomen[3]. El borde lateral del riñón es convexo y su borde interno cóncavo, en este último, en su parte media, presenta una hendidura profunda y alargada (hilio renal) por la que penetra en el riñón la arteria renal y salen el uréter y la vena renal[4].

Cada riñón mide unos 11cm de largo, 6 cm de ancho y 3 cm de grosor. Su peso medio aproximado en el varón adulto es de 150 gr y en la mujer adulta de 135 gr[4].

Los riñones son unos órganos muy irrigados, esto es debido a su función de depuración, la irrigación es llevada a cabo por las arterias renales (derecha e izquierda). Son dos ramas que surgen de la arteria aorta abdominal a la altura de la primera vértebra lumbar. Estos grandes vasos aportan en reposo un flujo de sangre al riñón de entre un 20 y 25% del gasto cardiaco[4, 5.]

Las arterias renales se dividen y surgen ramas que irrigan la pelvis renal y los uréteres, ramas que se dirigen a las glándulas suprarrenales y las arterias segmentarias que conforme se van introduciendo en el riñón también se dividen en arterias interlobulares, estas a su vez en arterias arqueadas y estas de la misma forma en arterias radiadas corticales (interlobulillares) y perforantes (si atraviesan la corteza renal) [4].

Las arterias radiadas interlobulillares dan lugar a las arterias aferentes, que forman el glomérulo[5].

Los capilares glomerulares no desembocan en una vénula como suceden en otros órganos, sino que forman la arteriola eferente que es la que origina una segunda red capilar renal[5].

En cuanto al retorno venoso, es llevado a cabo por la venas interlobulillares que drenan a las venas arciformes, éstas a las interlobulares, éstas a las segmentarias y éstas otras a las renales (derecha e izquierda) que drenan la sangre que trasportan a la vena cava inferior[5].

Si nos centramos en su morfología interna encontramos las siguientes estructuras[5]:

- Seno renal. Es una cavidad situada en el interior del riñón en la que se encuentran las arterias y las venas antes nombradas, así como el plexo renal y los cálices menores, cálices mayores y pelvis renal.
- El parénquima renal es donde se encuentran las nefronas, y este se divide a su vez en:

    o Corteza renal.
    o Médula renal

La unidad funcional básica del riñón es la nefrona, se trata de un conjunto de túbulos rodeados de un tejido conjuntivo muy vascularizado. En cada riñón hay aproximadamente 1 millón[5]. Su función es filtrar la sangre para eliminar el agua y las sustancias disueltas en esta. Cada nefrona consta de las siguientes estructuras[5]:

- Corpúsculo renal. Está formado por los capilares pertenecientes al glomérulo y por una cápsula que los rodea, llamada capsula de Bowman.
- Tubulo renal. Que consta de cuatro segmentos:

    o Túbulo contorneado proximal. Parte desde la capsula de Bowman y termina cuando comienza el asa de Henle, es un tubo con una longitud de unos 13mm aproximadamente y es sinuoso.
    o Asa de Henle. Consta de dos ramas en forma de horquilla, una descendente que parte del túbulo contorneado proximal y una ascendente que retorna a la zona donde se encuentra el glomérulo.
    o Túbulo contorneado distal. Surge desde el final del asa de Henle y finaliza en el comienzo del túbulo colector.

o Túbulo colector: Se trata de un tubo rectilíneo formado por la confluencia de varios tubos contorneados de varias nefronas, éstos a su vez se unen con otros túbulos colectores formando conductos papilares, y varios de éstos drenan a los cálices menores.

En el riñón se realizan los procesos de filtración glomerular, reabsorción glomerular y secreción tubular.

La filtración glomerular sería la primera fase en la formación de la orina, consiste en el paso del plasma y las sustancias disueltas en él desde los capilares glomerulares hacia el espacio capsular de bowman; todo esto se produce gracias a las propiedades de la membrana de filtración. Esta membrana no deja pasar hematíes, plaquetas, leucocitos ni proteínas. El resultado de este filtrado es una orina primitiva con una composición muy parecida al plasma, la diferencia es que carece de proteínas[5].

Esta ultrafiltración glomerular es el resultado de la suma de fuerzas tanto positivas (promueven la filtración) como negativas[5].

Las fuerzas positivas son: la presión hidrostática capilar glomerular y la presión oncótica del espacio urinario.

Las fuerzas negativas son: la presión hidrostática del espacio urinario y la presión oncótica del capilar glomerular.

Para que nos hagamos una idea, el volumen de líquido ultrafiltrado en un día seria de 180 l. Como es lógico, este líquido no puede ser eliminado por completo ya que no podríamos reponer tanta cantidad de agua y electrolitos, de ahí la importancia de la siguiente fase en la formación de la orina, la reabsorción tubular[5].

La reabsorción tubular, consiste en el retorno al torrente sanguíneo de gran parte del líquido ultrafiltrado (el 99%) y las sustancias disueltas en él, como aminoácidos, glucosa, vitaminas, parte de la urea e iones (sodio, potasio ,calcio, bicarbonato...); pasan desde los túbulos de las nefronas a los capilares peritubulares. La mayor parte de esta reabsorción sucede en el túbulo contorneado proximal y el último ajuste del volumen que se eliminará se realizará en el túbulo contorneado distal, aunque aún existirá una pequeña reabsorción de agua y de iones en el túbulo colector[5, 6].

La secreción tubular es la última fase en la formación de la orina y consiste en el paso de sustancias como: potasio, hidrógeno, amonio, creatinina y ciertos fármacos, desde los capilares peritubulares y las células de los túbulos al líquido tubular[5, 6].

2.2 VÍAS URINARIAS

- **Intrarrenales**

Son una serie de canales que van desembocando en otros de mayor diámetro y cuya función es el trasporte de la orina final desde el lugar de su formación hasta el exterior del riñón[4, 5].

- o Cálices menores. Estructuras con forma de campana que se sitúan en el seno renal y recogen la orina que sale de la papila renal procedente de los conductos papilares[4, 5].
- o Cálices mayores. Son estructuras mayores que los cálices menores, varios cálices menores se unen y forman uno mayor, hay 2 o 3 en cada riñón, recogen la orina de los cálices menores y la conducen a la pelvis renal[4, 5].
- o Pelvis renal. Se trata de una estructura formada por la unión de los cálices mayores. Tiene una capacidad de entre 4 y 8 cc, consta de una parte intrarrenal y otra extrarrenal, esta última surge a partir del hilio renal y se va estrechando. La pelvis renal tiene capacidad contráctil para facilitar la expulsión de la orina hacia los uréteres[4, 5].

- **Extrarrenales**

Son las estructuras que se encuentra fuera del riñón y cuya función es la conducción y eliminación de la orina al exterior.

- o Uréteres. Son dos conductos muy finos que parten de la pelvis renal, cada uno de un riñón, miden entre 25 y 30 cm. Los uréteres descienden de forma recta por la pared posterior del abdomen, son retroperitoneales[4, 5].

- o Vejiga. Se trata de un órgano hueco de tejido musculomembranoso, cuya función es el almacenamiento de orina, puede contener entre 250 y 500 ml. Desempeña un papel fundamental en la expulsión de la orina ya que cuando esta alcanza su capacidad, se produce el reflejo miccional, que produce la contracción del musculo detrusor provocando de esta forma la micción[4, 5].

- o Uretra. Se trata de un conducto de paredes finas que parte de la vejiga y desemboca al exterior, cuya función no es otra que la eliminación al exterior de la orina almacenada en la vejiga. En la zona de unión de la uretra y la vejiga se produce un engrosamiento del musculo detrusor que forma el esfínter uretral interno (de contracción y relajación involuntaria) y el esfínter uretral externo que está formado por músculos esqueléticos y que son voluntarios, es decir, su contracción y relajación es consciente. La longitud y la función de la uretra son diferentes entre un sexo y otro[4, 5].

- **Uretra femenina:** es de 3-4 cm de longitud y está fuertemente adherida a la pared vaginal anterior por tejido conectivo fibroso; el orificio de salida, orificio uretral externo, se encuentra por delante de la abertura de la vagina y detrás del clítoris[4, 5].

- **Uretra masculina:** es de unos 20 cm de longitud y en ella se diferencian tres regiones: la uretra prostática, de unos 2.5 cm de largo que transcurre por dentro de la próstata; la uretra membranosa, que se extiende unos 2 cm desde la próstata hasta el comienzo del pene y atraviesa el diafragma urogenital; y la uretra esponjosa o penil, de unos 15 cm de longitud que pasa a través del pene y termina al exterior en el orificio uretral externo[4, 5].

EDITOR: *Diego Molina Ruiz*

3 CONCEPTOS

3.1 CONCEPTO

Las derivaciones urinarias se refieren a procedimientos quirúrgicos cuyo resultado final es la derivación externa de la orina bien a través de lo que se denomina estoma abdominal, bien mediante sondas o catéteres abocados también a la pared abdominal o derivada directamente al intestino grueso para su eliminación por el recto; constituyendo una alteración parcial o total del recorrido normal de la orina.

Las indicaciones de esta técnica son múltiples, pero básicamente se realizan en casos de obstrucción de las vías urinarias y/o extirpación quirúrgica de órganos de paso o almacenamiento de la orina en su salida al exterior.

Si la derivación se lleva a cabo desde uno o ambos riñones, estaremos hablando de nefrostomías; en el caso de que lo que se haya exteriorizado sean uno o ambos uréteres en la parte inferior del abdomen, hablaremos de ureterostomías (unilaterales o bilaterales) o cistostomías, cuando la orina es derivada al exterior desde la vejiga directamente a la piel; pero de ésta y de otras clasificaciones hablaremos más extensamente en apartados posteriores del libro.

La palabra estoma, de origen griego, significa boca o abertura. Por ello, un estoma es la salida artificial que se le proporciona a un órgano o víscera en un punto diferente a su orificio natural de excreción. En nuestro caso, en el caso del aparato urinario, se trata de un nuevo camino o vía de salida de la orina, que ya no seguirá su curso anatómico normal expulsada a través de la uretra sino por un estoma que quedará situado en el abdomen o espalda del paciente.[7]

El estoma es la parte del intestino que queda visible en nuestra piel; se puede presentar en varias formas y tamaños (algunos son redondos, otros ovalados). Pueden ser protuberantes (estomas con brotes) o planos (estoma a ras). El color debe ser rojo oscuro o rosa, cálido y húmedo[8].Es tejido mucoso y, por tanto, insensible para el paciente, pues carece de terminaciones nerviosas. También, llegado este punto, es preciso aclarar que no todas las derivaciones urinarias se realizan con intestino abocado a la piel; en algunas casos, la orina es abocada al exterior mediante sondas o catéteres urinarios y no mediante estomas.

De la misma forma, es importante tener en cuenta que con ellas no se modifica la función fisiológica normal del riñón, únicamente se desvía el curso normal de la orina imposibilitando, en la mayoría de los casos, el control voluntario de su salida.

En casi todas estas derivaciones, la orina sale de forma continua (emisión incontinente) y por este motivo será preciso recolectarla en bolsas de recogida, tratando que la piel de alrededor del estoma o sonda se mantenga seca e íntegra.

Si no existe otra alteración añadida, el color, olor, cantidad y características de la orina no tiene por qué ser diferente al previo a la cirugía.

3.2 PATOLOGIAS QUE PUEDEN PRECISAR UNA DERIVACIÓN URINARIA

Existen cinco principales causas que pudieran indicar la realización de una derivación externa del aparato urinario.

3.2.1 Tumorales

Distintos tipos de neoplasias localizadas en los distintos órganos del aparato urinario. De todas ellas el carcinoma de vejiga es, con diferencia la más frecuente.

- **Carcinoma de vejiga:** Dentro de los carcinomas del tracto urinario, los tumores de vejiga son los segundos en frecuencia después del carcinoma de próstata, constituyendo, por ende, la causa principal de derivaciones urinarias. En lo que respecta a patología tumoral urológica, es el segundo cáncer con mayor frecuencia en el hombre (por detrás del cáncer de próstata) y el más frecuente en la mujer, constituyendo la causa principal de derivaciones urinarias La incidencia en nuestro país es de las más altas del mundo, siendo el cuarto tumor más frecuente en hombres. Sólo en Egipto se registran más casos. El 65 % de los casos se registran en países desarrollados, sobre todo en el sur de Europa y Norteamérica, ligados a la alta proporción de fumadores entre la población masculina. Aunque la mayor incidencia local se produce en el Norte de África, concretamente en Egipto, donde un parásito, el Schistosoma haematobium es el causante de un gran número de casos.[9]

- **Otras neoplasias:** En determinadas ocasiones, una tumoración ginecológica también puede requerir una derivación urinaria. Ya que, a veces, si el tumor es muy extenso obliga también a la extirpación total de la vejiga.[9]

3.2.2 Vejiga neurógena

Los músculos y los nervios del sistema urinario trabajan juntos para contener la orina en la vejiga y drenarla o vaciarla en el momento apropiado. El sistema nervioso lleva mensajes desde la vejiga al cerebro y de éste a los músculos de la vejiga para indicarles cuando deben relajarse y cuando contraerse para el correcto funcionamiento del sistema urinario. En la vejiga neurógena o disfunción vesical neurogénica se produce una interrupción parcial o total de dicha transmisión. Puede estar ocasionada por lesión medular (de origen traumático como la paraplejia y tetraplejia o de tipo congénito como la espina bífida), lesiones cerebrales o lesiones neurológicas.

3.2.3 Obstructivas

Se define la uropatía obstructiva como el síndrome de obstrucción de la vía urinaria provocado por la existencia de un obstáculo mecánico o funcional localizado en cualquier punto del tracto urinario de naturaleza congénita o adquirida. Esta dificultad de flujo urinario provoca, a su vez, ectasia de la orina y aumento de la presión dentro de la vía urinaria, que se transmite retrógradamente, lo que puede comprometer la función renal.

Las uropatias obstructivas podría clasificarse en *intrínsecas*, como aquellas que invaden el recorrido del aparato urinario ocluyendo la vía de eliminación de la orina, dividiéndose a su vez en:

- benignas: como la litiasis renal o el ureterocele (abombamiento quístico de la porción interna del uréter uni o bilateral).
- tumorales: todos aquellos tumores que producen obstrucción.

Y *extrínsecas*, donde la causa que produce la obstrucción se localiza fuera del aparato urinario. Por ejemplo masas abdominales que compriman totalmente el uréter.[9]

3.2.4 Congénitas

Algunas malformaciones congénitas graves como la extrofia vesical (donde la mucosa vesical está completamente exteriorizada formando una placa en continuidad con la pared abdominal) precisan de la realización de derivaciones urinarias.

3.2.5 Traumáticas

Algunos traumatismos de pelvis ósea y lumbar, tras accidentes de tráfico, por ejemplo, pueden ocasionar lesiones en el aparato urinario. Entre ellas:

- Hematomas retroperitoneales.
- Estallido vesical.
- Rotura de la uretra.
- Fistulas ureterales.

4 CLASIFICACIÓN

La decisión sobre el tipo de derivación urinaria a utilizar o realizar al paciente va a depender de varios factores, siendo los más importantes el carácter curativo o paliativo de la técnica, el estado clínico del paciente, su edad y, por supuesto, sus preferencias personales.

Con anterioridad a comenzar la catalogación o clasificación de derivaciones urinarias, consideramos importante hacer un breve inciso sobre lo siguiente. A pesar de las distintas opciones quirúrgicas ante estos problemas de salud, podemos hablar de dos grandes grupos a la hora de llevar a cabo una atención enfermera integral a este tipo de pacientes; las derivaciones urinarias abocadas en estomas (ostomías propiamente dichas) y más propias de derivaciones continentes y las derivaciones urinarias abocadas con sonda o catéter, características de derivaciones no continentes.

En función de la elección de un tipo de cirugía u otro, nos encontraremos con un paciente demandante de unos cuidados enfermeros u otros. Sera importante conocer, pues, las semejanzas y diferencias que podemos encontrar. Y no solo a la hora de aplicar cuidados. Nos hallamos ante una modalidad de paciente donde la educación sanitaria es primordial.[10]

Una vez aclarado este punto que considerábamos de tremenda importancia pasaremos, ahora sí, a clasificar las derivaciones urinarias.

Podríamos agruparlas según el <u>tiempo de permanencia</u> en:

- Temporales: en la que con posterioridad y una vez solucionado el problema o patología que indicó la realización de tal técnica se restablece el trayecto anatómico y funcional normal del aparato urinario. Por ejemplo, generalmente las nefrostomías.

- Definitivas o permanentes: donde ante la imposibilidad de restablecer el trayecto orgánico normal, se adopta la técnica como medida definitiva para salvaguardar la correcta eliminación urinaria del paciente. Por ejemplo, las ureteroileostomías.

De igual forma, podríamos agruparlas según el uso o no de la vía natural de eliminación urinaria en:

- Ortotópicas: cuando para la eliminación y exteriorización de la orina se utiliza la vía natural o uretra.
- Heterotópicas: cuando la eliminación y/o exteriorización de la orina se produce a través de vías alternativas a la natural como el tubo digestivo (ano), la piel (llamadas mucocutaneas) o mediante sonda o catéter.

Y, finalmente, según la presencia o no del control voluntario de la salida urinaria las clasificaremos en:

- Continentes: donde la eliminación de orina se realiza de forma voluntaria.
- No continentes: que son todas aquellas donde la expulsión de orina se realiza sin el control voluntario del paciente. La orina sale gota a gota y es recogida mediante mecanismos colectores.

Como comentábamos y hemos podido comprobar, aunque son muchos y variados los criterios de clasificación nos ha parecido más útil este último. Por ello, vamos a hablar de dos grandes grupos: derivaciones urinarias continentes y derivaciones urinarias no continentes, que, a continuación, pasamos a desarrollar.

4.1 DERIVACIONES URINARIAS CONTINENTES

La búsqueda de la continencia es una de las formas de minimizar el impacto físico, psicológico y social que este tipo de técnicas quirúrgicas tienen, de hecho, sobre el paciente intervenido. Y es por ello, que ha constituido desde los albores de la cirugía urológica el principal objetivo en el camino de perseguir la liberación del usuario de los dispositivos colectores, aunque conlleve la realización periódica de sondajes o cateterismos intermitentes como método para evacuar la orina al exterior desde dicho almacenamiento ectópico.

Por ello, podemos definir las derivaciones urinarias continentes como aquellas que permiten eliminar la orina de forma voluntaria. Por tanto, son las derivaciones planteadas como primeras opciones. Se han desarrollado varios métodos, diferenciándose en el reservorio utilizado como neovejiga (intestino delgado o grueso), el mecanismo antirreflujo y los medios de eliminacion. Dentro de ellas diferenciamos:

- **Urostomía continente:**

Clasificada dentro de las derivaciones urinarias continentes heterotópicas (mucocutánea).En términos generales consiste en aislar porciones o segmentos del intestino delgado y/o grueso principalmente, que oscilan entre 45 a 70 cm según las técnicas y autores, para construir un reservorio o neovejiga a la que se abocarán ambos uréteres. Se establece quirúrgicamente un mecanismo de continencia para almacenar la orina y prevenir el reflujo de la misma.

De la misma forma se construye una válvula hidráulica que se aboca a la piel a modo de pequeño estoma. Dicha válvula debe funcionar de forma mecánica impidiendo la salida de la orina.

Para evacuar dicha orina y vaciar el reservorio se introduce un catéter o sonda a través del estoma de 5 a 6 veces al día, recomendándose para ello material de sondaje intermitente de calibres especialmente adaptados y con tecnología de baja fricción.[9]

- **Ureterosigmoidostomía:**

Derivación urinaria continente heterotópica (vía digestiva) que consiste en la anastomosis de los dos uréteres directamente al colon sigmoide. El paciente, como consecuencia, elimina heces y orina por vía rectal. Supone un notable riesgo de deterioro de la función renal, trastornos metabólicos como acidosis hiperclorémica o hipopotasemia, incontinencia fecal y urinaria, aumento de infecciones urinarias y riesgo de desarrollo de tumores en sigma. Por ello se ha descrito una alternativa denominada Mainz II consistente en destubulizar el sigma a modo de reservorio y donde parece que los efectos secundarios son menores. De todas formas podemos afirmar que es una técnica de derivación urinaria en desuso.

- **Ureteroileouretrostomía:**

Es una técnica de sustitución vesical donde se respeta la vía natural de eliminación que supone la uretra. Son derivaciones permanentes, continentes y ortotópicas. Existen, igualmente, diferentes técnicas quirúrgicas para realizarlas (Camey I y II, Padovana, Hautman, Kock ortotópico, Studer, etc.). En cada caso la construcción de la neovejiga tiene sus particularidades pero en todas ellas se persigue el objetivo común de lograr una micción lo más parecida posible a la fisiológica, con preservación de la función renal. Los uréteres son anastomosados a una neovejiga creada con intestino delgado y/o grueso que se abocará nuevamente a la uretra.

Las principales ventajas con respecto a otras derivaciones urinarias son:

o No utilización de bolsas colectoras.
o Ausencia de estomas (reduciendo totalmente el impacto en la imagen corporal).
o Vaciamiento vesical similar al fisiológico.

4.2 DERIVACIONES URINARIAS NO CONTINENTES

A nivel de riñón:

- **Nefrostomías:**

Derivación urinaria no continente heterotópica y sin estoma que consiste en derivar el curso de la orina desde su origen, el riñón, directamente a la piel a través de una sonda o catéter flexible, colocada mediante incisión quirúrgica en la zona lumbar o mediante colocación percutánea por escopia.

Por lo general es un procedimiento que se realiza de urgencia, en pacientes con alteraciones analíticas severas y en situaciones que comportan un grave riesgo vital para el mismo, cuando existe un problema que dificulta el recorrido fisiológico de la orina produciendo un acúmulo de la misma en el riñón o hidronefrosis.

Constituye una excelente solución como derivación, tanto en situaciones de urgencia como cuando se desee un drenaje temporal del tracto urinario superior previo a una solución definitiva.

- **Pielostomías:**

Técnica quirúrgica de derivación urinaria no continente heterotópica y sin estoma, consistente en la colocación de un catéter en pelvis renal abocado al exterior en el flanco abdominal correspondiente. Suele realizarse en situaciones donde se requiere reposo de suturas en el contexto de otras intervenciones quirúrgicas.

Aporta como ventajas su sencillez, escasa morbilidad y la no afectación del parénquima renal. Sin embargo, su duración es limitada al no permitir la reposición del catéter. Es por ello, que, como derivación de carácter temporal se ve superada por la nefrostomía percutánea, quedando relegada para aquellas situaciones o casos en que ésta no puede realizarse.[9]

A nivel de uréter:

- **Ureterostomía cutánea:**

Derivación urinaria no continente heterotópica consistente en abocar uno o ambos uréteres directamente a la piel a través de un pequeño estoma.

La ureterostomía puede ser unilateral (donde solo se aboca un uréter a piel), bilateral (se abocan los dos uréteres separados, a ambos lados del abdomen), en cañón de escopeta (se abocan ambos uréteres juntos en un solo estoma) o transureterostomia en Y (el uréter más corto se aboca al más largo y éste, a su vez, a la piel, construyéndose un único estoma).

Es un método de sencilla realización técnica y pocas complicaciones postoperatorias pero con un elevado número de complicaciones del estoma cutáneo (de pequeño calibre y con gran tendencia a la estenosis). Por ello su uso es limitado para pacientes con una presumible larga supervivencia.[9]

- **Ureteroileostomía tipo Bricker:**

Derivación urinaria no continente heterotópica consistente en aislar una porción de íleon para crear un "conducto ileal" al que se abocarán ambos uréteres. El extremo proximal de esta porción se cierra y el distal se aboca a la piel para construir un estoma mucocutáneo protuberante a modo de pezón.

Es la derivación urinaria más utilizada en Europa presentándose como un excelente método de derivación permanente, que salvando el inconveniente de ser externa, presenta unas tasas de complicaciones muy aceptables preservando aceptablemente tanto la morfología como la función renal.[9]

Además de orina, por el estoma, se expulsará también el moco segregado por la porción de intestino.[9]

En un principio, se colocan catéteres ureterales hasta el exterior con el fin de preservar las suturas, facilitar la salida de orina y controlar la diuresis. Estos catéteres se identificarán para saber a qué riñón pertenece cada uno y se fijarán al reservorio con sutura reabsorbible; a los cinco días se retirarán y a partir de entonces la eliminación de la orina se realizará mediante movimientos peristálticos del segmento ileal que forma la neovejiga.

A nivel de vejiga:

- **Cistostomías:**

La cistostomía es una técnica de la que se tienen referencias desde la antigüedad. Existen registros de su aplicación desde el antiguo Egipto y la antigua Grecia[11]. Por ello podemos considerar sin temor a equivocarnos que se considera la primera técnica quirúrgica percutánea que se practicó en urología.

Es un procedimiento urológico común y ampliamente utilizado que consiste en derivar el curso de la orina desde la vejiga directamente al exterior a través de la piel mediante una sonda suprapúbica o catéter con anclaje distal para evitar su salida de la propia vejiga urinaria. La forma habitual y más sencilla de realizarla es por vía percutánea y en casos excepcionales mediante cirugía abierta.

Actualmente, las indicaciones para las cistostomías y las razones para su uso son diversas y aunque suelen ser una solución temporal poseen una serie de ventajas con respecto a otros tipos de derivaciones como son la menor incidencia de lesiones uretrales y menor frecuencia de bacteriuria y sepsis urinaria secundarias a infecciones ascendentes. Además de prevenir la necrosis peneana secundaria a presión (complicación más o menos frecuente de sondajes vesicales prolongados o permanentes), reducir la interferencia con la actividad sexual, tener una forma segura de derivación urinaria y una alta aceptación por parte de los pacientes.

A nivel de uretra:

- **Uretrostomías**:

Es una técnica muy poco usual consistente en derivar el curso de la orina desde la propia uretra hasta la piel a través de un pequeño estoma en la zona perineal. Este tipo de derivación, por razones morfológicas no se realiza en mujeres pero sí en hombres. Suele tener un carácter temporal y, al igual que comentamos en las pielostomías, se suele utilizar en el transcurso de otras cirugías como medio para asegurar el reposo de suturas internas.

En ciertos casos puede realizarse como derivación urinaria definitiva como única alternativa para la eliminación urinaria (tumores peneanos, traumatismos, estenosis uretrales complejas, etc.) si se han agotado todas las posibilidades de reconstruir el conducto uretral anterior o por el fracaso de repetidas cirugías reconstructivas de la uretra.[9]

5 TERAPÉUTICA

El abordaje del paciente que va a ser sometido a una intervención quirúrgica para la realización de una derivación urinaria exige unas relaciones terapéuticas que deberían comenzar mucho antes de la operación, con el fin de entablar una relación de comunicación que nos permita obtener información exacta no solo sobre aspectos terapéuticos y sanitarios sino también y con el mismo nivel de importancia sobre sentimientos y miedos del paciente, información que ha asimilado sobre su proceso y/o enfermedad, imagen corporal, vida cotidiana, relaciones familiares, mecanismos de apoyo, etc.

Este libro se propone servir de ayuda a los profesionales de enfermería en su trabajo interdisciplinario para proporcionar cuidados de calidad que mejoren la calidad de vida de nuestros pacientes brindando una atención no solamente en lo que respecta al cuidado de su catéter o de su estoma sino también a los cambios psicológicos y a las alteraciones a nivel social, sexual, familiar, etc. que se hallan íntimamente relacionadas con su nueva situación.

Los pacientes a los que se les va a practicar alguna técnica de derivación urinaria pasan a menudo por un proceso complejo en el que deben enfrentarse a diagnósticos de cáncer, asumir la necesidad de una intervención agresiva, no solo a nivel físico, el paso por una unidad de cuidados intensivos, un postoperatorio incierto, importantes cambios en su imagen corporal, etc. Por ello, el profesional de enfermería debe desarrollar un papel fundamental a la hora de dar respuesta a los grandes interrogantes que se generan y que deben ser resueltos en cada fase del proceso. Aportaremos una buena educación sanitaria a la vez que unos cuidados de calidad y, con ello, conseguiremos un paciente activo, integrado en sus autocuidados y que, una vez finalice el ingreso hospitalario, será capaz de poner en práctica lo aprendido, facilitando la adaptación temprana a la nueva situación.[12]

En cualquier caso, será necesario indagar tanto en aspectos puramente biopsicológicos como socioculturales. Habrán de tenerse en cuenta aspectos como función renal, grado de autonomía, actividad sociolaboral y de ocio, ayudas familiares y sociales, etc.

Será importante una valoración previa de su capacidad de comprensión, destreza manual de pacientes y cuidadores, edad, nivel cultural, otras patologías autolimitantes, accesibilidad al servicio sanitario, entorno social, etc., pues estamos ante un tipo de pacientes donde la educación sanitaria es primordial.

Como en todo proceso quirúrgico, este tipo de pacientes pasará por unas etapas enmarcadas e inherentes a toda intervención y comunes a todos los pacientes quirúrgicos. Por ello, trataremos de profundizar en los aspectos y cuidados más específicos y característicos de nuestro tipo de paciente.

A continuación, pasaremos a detallar los cuidados de enfermería destinados a las personas con diferentes derivaciones urinarias.

5.1 ATENCIÓN DE ENFERMERÍA EN DERIVACIONES REALIZADAS MEDIANTE SONDAS O CATÉTERES (NEFROSTOMÍAS, PIELOSTOMÍAS Y CISTOSTOMÍAS)

Primeramente es importante identificar la técnica de derivación empleada ya que condicionará los cuidados de enfermería tanto inmediatos como tardíos. Las derivaciones urinarias donde se emplean sondas o catéteres para la eliminación de orina podrán llevarse a cabo mediante:

- Técnica quirúrgica.
- Punción percutánea.

Cuando la técnica empleada es la quirúrgica, los cuidados preoperatorios y postoperatorios inmediatos no difieren mucho de los requeridos por cualquier paciente sometido a una intervención quirúrgica. Se hallarán recogidos y contemplados en los protocolos de cada centro o unidad y se basarán principalmente en:

- Cuidados preoperatorios.[13]
    - o Información previa exhaustiva al paciente y familia.
    - o Ayunas de 6-8 horas previas a la intervención.
    - o Vía periférica, generalmente en el miembro superior contrario al riñón que se va a derivar.
    - o Analítica preoperatoria las horas previas a la intervención (principalmente coagulación).
    - o Consentimiento informado firmado por el paciente o persona autorizada.
    - o Profilaxis antibiótica según protocolos del centro o unidad.

o Control de constantes.

- Cuidados postoperatorios inmediatos.[13]
    o Control de constantes.
    o Valoración y control de apósitos y heridas quirúrgicas.
    o Vigilar que no exista acodamiento del catéter.
    o Valoración de la salida de orina. Cantidad y aspecto (podría aparecer una leve hematuria que cede espontáneamente a las pocas horas).
    o Administración de analgesia prescrita si precisa.
    o Iniciar tolerancia oral en unas horas para reanudar progresivamente dieta habitual, si no existe contraindicación.

- Cuidados de la sonda o catéter.[9]
    o En cuanto al catéter, los cuidados que requiere son comunes tanto si el abordaje se ha realizado mediante cirugía o se realiza una derivación percutánea bajo control radiográfico o ecográfico.
    o Para su correcta inmovilización habrán sido fijados al abdomen mediante puntos de seda a la piel.
    o La zona de inserción del catéter debe quedar tapada y protegida por dos razones; para evitar infecciones y para evitar salidas accidentales del mismo. Existen dos opciones o formas de protección del punto de inserción:
        - Con gasas y apósitos: almohadillado pericatéter con gasas y apósito protector con fecha de realización de la última cura. A continuación se conectará el catéter a una bolsa de drenaje mediante una conexión especial de nefrostomía. Como alternativa podemos hacer un pequeño bucle de seguridad al catéter para prevenir su movilización en tirones accidentales.
        - Con bolsa de urostomía: otra posibilidad consiste en alojar el catéter en una bolsa de urostomía, preferiblemente de dos piezas recortando el diámetro justo para introducir el catéter en la bolsa con el fin de proteger la piel al máximo.
    o Es muy importante medir el catéter a diario los primeros días para controlar y evaluar posibles movilizaciones y/o salidas del mismo.
    o Es necesario controlar frecuentemente la permeabilidad del catéter. La disminución o ausencia total de excreción de

orina podría significar una salida accidental del mismo, una obstrucción o un problema funcional. Asimismo, la orina debe salir por el orificio del catéter y no por el punto de inserción a la piel. Para asegurar la permeabilidad del catéter podremos efectuar lavados con suero fisiológico (técnica que se expone en el apartado de complicaciones por obstrucción del catéter, pag.53).

o La cura se realizará diariamente los primeros días tras la implantación del catéter y se podrán ir espaciando en tiempo hasta que sea el propio paciente quien tome los mandos de su derivación y pase a tomar parte de sus autocuidados. Deberemos comprobar que el apósito esté seco y limpio y en buen estado de fijación. El procedimiento será el que sigue:[13]

- Explicar al paciente el procedimiento que vamos a realizarle.
- Preparación previa del material que vamos a utilizar en la cura.
- Lavado de manos.
- Colocar al paciente en decúbito lateral y retirar la ropa dejando la zona despejada.
- Colocarse guantes no estériles.
- Retirar el apósito con suavidad evitando los tirones al catéter.
- Quitarse los guantes y lavarse nuevamente las manos.
- Colocarse guantes estériles.
- Colocar paño estéril y crear campo estéril.
- Limpiar suavemente la zona con gasa estéril y suero fisiológico.
- Revisar el punto de inserción, comprobando que no existen signos de infección. Observar, asimismo, el estado del disco de sujeción (si lo tuviera) y el estado de la piel pericatéter.
- Desinfectar el punto de inserción con solución antiséptica.
- Comprobar la sujeción y longitud del catéter (mediremos el catéter y también podremos hacer una marca con rotulador permanente en la salida del mismo). Se debe revisar la longitud en cada cambio de apósito.
- Poner gasas almohadillando y fijando con apósitos hipoalergénicos asegurándonos que no existan

acodamientos.

- Fijar la parte del catéter que queda fuera del apósito sobre la piel con esparadrapo hipoalergénico, variando en cada cura la zona de fijación. Como alternativa, ya comentamos que se puede enrollar el catéter en un pequeño bucle de seguridad para prevenir tirones accidentales.

- Conectar a la bolsa de diuresis sujetándola mediante el soporte adecuado a la cama si el paciente se halla encamado. La bolsa siempre debe permanecer por debajo del nivel renal para evitar el reflujo de orina.

- La bolsa colectora debe vaciarse cada vez que se llene en dos tercios de su capacidad lavándose las manos antes y después de manipularla.

- Al mismo tiempo que se realiza la cura podremos comprobar la permeabilidad de la derivación.

- Registro de la técnica.

- Si la fijación del catéter se realiza, en vez de con gasas almohadilladas, con bolsa de urostomía de dos piezas, tras la cura del punto de inserción, recortar el disco dejando el mínimo espacio para introducir el catéter (protegiendo de esta forma la piel pericatéter) y conectar la bolsa a la bolsa colectora.

- Adiestramiento para el autocuidado:

Si el paciente va a ser dado de alta portando una derivación urinaria por sonda o catéter deberemos llevar a cabo una educación del mismo para favorecer la integración temprana en su autocuidado y su progresiva adaptación a su nueva situación.

Deberemos incidir en los siguientes aspectos: [9,14]

- o Lavado de manos antes del cambio de apósitos.
- o Retirada de apósitos con cuidado de no traccionar el catéter.
- o Limpiar la zona de alrededor del catéter con suero fisiológico o agua hervida con sal.
- o Desinfectar la zona con gasas estériles y una solución desinfectante.
- o Aplicar las gasas haciendo una incisión en las mismas de forma que al colocarlas, éstas abracen al catéter.
- o En caso de que se utilice un dispositivo de urostomía, adiestraremos al paciente sobre como colocar disco y

bolsa.

o Conexión a la bolsa de drenaje.

o Recomendar cambiar la bolsa de drenaje al menos cada 24 h.

o Se indicará ducharse a diario con o sin él apósito pero con cura inmediata posterior.

o Forzar ingesta de líquidos si no existe contraindicación médica a 2-3 litros diarios.

o Recomendar que la bolsa de drenaje nunca esté por encima de la cintura para evitar el reflujo de la orina.

o Enseñar a detectar problemas y complicaciones ya sean cutáneos, relacionados con la salida o movilización del catéter o referentes al aspecto de la orina.

o Insistir en que debe acudir al médico de inmediato en caso de fiebre, dolor, inflamación local, enrojecimiento de la piel, exudado, hematuria, ausencia o disminución brusca de orina, salida accidental del catéter, piuria intensa, etc.

Previo al alta deberemos comprobar la correcta asimilación de la información proporcionada y verificar que realiza correctamente el cambio de apósito o dispositivo y la conexión a bolsa de drenaje. En pos de favorecer una continuidad de cuidados será fundamental, en pacientes en régimen ambulatorio una estrecha colaboración y comunicación con el profesional de enfermería de atención primaria para la correcta continuidad de los cuidados.

5.2 ATENCIÓN DE ENFERMERÍA EN DERIVACIONES URINARIAS REALIZADAS MEDIANTE ESTOMA MUCOCUTÁNEO (URETROSTOMÍAS, URETEROSTOMÍA CUTÁNEA Y BRICKER)

- Cuidados preoperatorios.

Los cuidados preoperatorios generales como ya comentamos con anterioridad son en un alto porcentaje comunes a cualquier intervención quirúrgica como tal y generalmente estandarizados y protocolizados en cada centro o unidad.

Quizás adquiera más importancia la preparación psicológica del paciente. La cirugía de ostomía está vinculada a múltiples retos psicosociales que influyen negativamente en la calidad de vida.

Tener un estoma urinario produce un gran impacto en la persona por la alteración de la imagen corporal, miedo a la reacción de seres queridos o el rechazo de la sociedad. La sociedad actual con su creciente culto al cuerpo perfecto hace que la persona ostomizada se vea diferente y en algunas ocasiones se aísle del medio familiar, laboral y social.

Durante todo el proceso deberemos mantener una relación recíproca de información y comunicación que controle de forma efectiva los niveles de ansiedad que fluctuarán durante todo el proceso.

La cirugía, en la medida que incorpora el tracto intestinal a la vía urinaria precisará además de una adecuada preparación intestinal con el fin de eliminar en la medida de lo posible la mayoría del contenido fecal reduciendo el riesgo de infección y facilitando la técnica quirúrgica. Se deberá cumplir el protocolo de preparación intestinal específico del centro que en la mayoría de las ocasiones incluirán:

- o Dieta líquida el día anterior a la intervención.
- o Administración de laxantes.
- o Colocación de enemas evacuadores.
- o Ayunas al menos 12 h. antes de la intervención.

De la misma forma será de vital importancia elegir cuidadosamente el lugar donde se va a situar el estoma. Su correcta demarcación tendrá como beneficios facilitar el autocuidado y evitar complicaciones del mismo.

El marcaje del estoma consiste en indicar el lugar más adecuado para su localización según la anatomía del paciente, sus pliegues cutáneos, obesidad, cicatrices, etc., de manera que pueda verlo y cuidarlo de forma autónoma.[12] El emplazamiento ideal sería aproximadamente en el punto medio de la línea que une el ombligo con la cresta ilíaca anterosuperior. Debe ser fácilmente accesible para el enfermo, tanto a la vista como al tacto. La ubicación debe permitir la observación directa del estoma.

Deberemos tener en cuenta las características del paciente (constitución, peso, talla, morfología abdominal, agudeza visual, etc.) evitando las prominencias óseas, cicatrices, pliegues grasos, depresión umbilical, flexura de la ingle media, zona media del pubis, orificios de drenaje, sitios infectados o zonas próximas a prótesis quirúrgicas.[15]

Una vez marcado el punto con rotulador indeleble, se le colocará una bolsa con algo de agua en el abdomen y se le pedirá que cambie de postura y simule actividades de su vida diaria (vestirse, agacharse, sentarse, caminar...). En cualquier caso, este punto no es definitivo pues en el quirófano pueden presentarse incidencias que hagan necesario modificar su localización.[12]

- • Cuidados postoperatorios inmediatos.

Los cuidados de enfermería en este periodo serán inicialmente los habituales a pacientes sometidos a una cirugía abdominal de envergadura incluyendo:

- o Control de constantes vitales e identificación de signos o síntomas de riesgo vital.

o Control analítico y todas aquellas actividades encaminadas a asegurar un adecuado equilibrio hidroelectrolítico.
o Valoración y vigilancia del estoma, apósitos, catéteres, sondas y heridas quirúrgicas.
o Controles de débito.
o Vigilancia de posibles complicaciones.
o Asegurar y controlar permeabilidad de sondas, catéteres, vías centrales y periféricas.
o Administración de analgésicos u otra medicación prescrita.
o Movilización precoz del paciente.
o Recuperación paulatina del tránsito intestinal.
o Cuidados del paciente con nutrición parenteral.

En ciertas derivaciones como el Bricker, tras la intervención y durante los primeros días se dejarán cateterizados los uréteres y en ocasiones también el conducto ileal con el fin de preservar y proteger la unión de los uréteres con el asa intestinal. Por ello, podremos encontrarnos con 2 e incluso 3 catéteres que salen de la urostomía debiendo asegurar su permeabilidad y controlar su débito (cantidad y características) especificando y registrando el volumen drenado y su procedencia. Previamente, estos catéteres han debido ser correctamente identificados indicando la procedencia de cada uno de ellos.

En cuanto al estoma, el estoma ideal es aquel que protruye al menos dos centímetros de la superficie de la piel con objeto de que al colocar la bolsa colectora, la orina se proyecte hasta el fondo de ésta y no entre en contacto con la piel periestomal.

- Primeras curas del estoma:[16]

    o Informar al paciente y familia del procedimiento que se va a realizar.
    o Preparación del material y dispositivos que vamos a utilizar
    o Importante: preservar la intimidad del paciente.
    o Colocar al paciente en decúbito supino con el abdomen descubierto.
    o Proteger la cama con un salva camas.
    o Colocarse guantes (no es preciso aunque sean estériles).
    o Retirar apósitos y dispositivos:
    o Retirada de todo el dispositivo: separar suavemente la piel del disco adhesivo evitando tirones bruscos. Extremar precaución para no extraer accidentalmente los catéteres si los hubiera.
    o Retirada sólo de la bolsa: tirar de la bolsa con una mano y con la otra sujetar el disco para mantenerlo adherido a la

piel.
o Colocación de guantes estériles y preparación de campo estéril.
o Limpieza del estoma y la piel circundante. En el postoperatorio inmediato, mientras existan edemas y suturas utilizar gasas estériles con suero fisiológico. Posteriormente se podrá utilizar una esponja con agua templada y jabón neutro.
o Secar la piel con suavidad presionando pero no frotando. Si es posible, aconsejar dejar la piel expuesta al aire durante unos minutos (mientras, para evitar que la orina moje la piel, colocar una torunda de gasa en el orificio del estoma).
o Observar y valorar atentamente el estoma y la piel circundante en busca de signos de enrojecimiento, irritación, heridas, necrosis, etc.
o Mientras permanezcan colocados los catéteres ureterales hay que comprobar la permeabilidad de los mismos diariamente.
o Medir el estoma para determinar el tamaño y forma exactos con el fin de recortar el disco según la medida obtenida.
o No dejar más de 2/3 mm de piel descubierta entre el estoma y el disco para evitar la irritación de la piel periestomal por la orina.
o Si existiera vello alrededor del estoma recortarlo con tijeras, nunca rasurar.
o Una vez preparada la piel y bien seca, retirar la película transparente que protege el adhesivo del disco y fijarlo de abajo hacia arriba, presionando suave pero firmemente.
o Colocar la bolsa colectora. Si el paciente aun lleva catéteres, introducirlos cuidadosamente a través de los laterales de la bolsa (si hay que medir el débito de cada uno de forma independiente, los catéteres se sacarán fuera de la misma haciendo dos incisiones en la parte superior de la bolsa). Pediremos al paciente que "saque tripa" para facilitar la adaptación de la bolsa en el aro de enganche del disco adhesivo. A continuación se cierra el clipper presionando sus extremos hasta oír un "click".
o Durante la colocación de la bolsa deberemos asegurarnos que la válvula inferior de drenaje esté cerrada.
o Conectar el sistema de drenaje mientras el paciente permanezca encamado.
o Cuando al paciente comience a deambular, la bolsa se colocará hacia abajo manteniendo la válvula inferior

cerrada. El paciente deberá vaciarla en el inodoro cuando esté al 1/3 o 1/2 de su capacidad. Durante la noche se conectará a una bolsa de drenaje.

o La bolsa debe cambiarse a diario, mientras que el disco puede mantenerse hasta 4 días. Si se producen fugas de orina, se cambiará el disco las veces que sea necesario.

o Desde la primera cura y el primer cambio de dispositivo se procederá a la educación del paciente y/o cuidador principal para conseguir su total autonomía antes del alta.

o Registro de la técnica y sus incidencias.

- Cuidados en el postoperatorio tardío.

Como venimos incidiendo, es preciso en todo momento estimular y fomentar la comunicación con el paciente y con el cuidador principal, si lo hubiera, a fin de facilitar la expresión de sentimientos, miedos y temores y buscar los mecanismos más eficientes para paliar la ansiedad y el desajuste emocional que en ellos produce la situación. Para ello:

o Deberemos identificar las respuestas verbales y no verbales a los cambios de su imagen corporal, con el fin de brindar ayuda y apoyo para su aceptación.

o Colaborar en que el paciente acepte y participe en el tratamiento y autocuidados.

o Realizar técnicas de comunicación asertivas y técnicas de relajación, si fuera preciso.

o Identificar factores de stress que generen ansiedad.

o Brindar información, clara, concisa y realista para que su reincorporación a su medio familiar, laboral y social sea lo más temprana y satisfactoria posible.

o Respetar las barreras culturales y religiosas que puedan influir en la capacidad de participación de la persona en el cuidado de su estoma.

o Identificar y compartir precozmente los dispositivos que brinden calidad de vida del paciente y puedan aportarle mayor grado de seguridad.

Se debe iniciar lo más prontamente posible la educación del paciente, valorando en todo momento su estado físico y emocional y siempre con suficiente tiempo antes del alta como para que el adiestramiento sea correcto. Se deben remarcar aspectos importantes relacionados con la higiene y manejo de dispositivos.

El paciente no deberá tratar su derivación urinaria como si fuese una herida. La higiene y los cuidados forman parte de su aseo personal diario.

Tras el alta hospitalaria se recomendará al paciente la ducha para su higiene corporal diaria así como la de su estoma. Lavará el estoma con agua templada y jabón neutro.

Posteriormente lo secará con pequeños toques (sin frotar) preferiblemente con una toalla lisa (no de rizo). Evitar el secador para secar el estoma y no utilizar rasurador para el pelo alrededor del mismo (utilizar tijeras).[12]

Podrá ducharse con o sin bolsa pero manteniendo el disco pegado a la piel; evitará el agua demasiado caliente y con mucha presión; si durante la higiene observa un pequeño sangrado por el estoma presionará ligeramente con una esponja humedecida en agua fría.[12]

Durante el ingreso deberemos instruirlo en el correcto cambio de discos y bolsas y otros aspectos, tales como:

- o Lavado de manos antes y después de la manipulación de discos y bolsas.
- o El mejor momento será a primera hora de la mañana, antes del desayuno ya que la excreción de orina es más baja en ese momento.
- o Asegurarse que la piel periestomal esté seca antes de colocar el disco.
- o Insistir en el ajuste perfecto del adhesivo al estoma y que la porción de piel entre éste y la zona periestomal no sea superior a 2/3 mm para prevenir la irritación cutánea.
- o Mantener el disco 4/5 días si no se despega antes y no existen fugas.
- o Dejar el estoma unos 15 minutos al aire libre antes de colocar el nuevo disco.
- o Cambiar la bolsa diariamente procurando que no se llene demasiado para evitar que se despegue por el peso o que el estoma se irrite por el contacto directo con la orina; es recomendable cambiarlas cuando se encuentren llenas en su tercera parte.
- o Informar que tras la cirugía el estoma se irá reduciendo de tamaño teniéndolo en cuenta para el recorte del diámetro de los discos desaconsejando el uso de discos precortados.
- o Explicar la adaptación de la bolsa de drenaje nocturno situándola a un nivel inferior de la cama.
- o Informar sobre la gran variedad de discos, bolsas y dispositivos adicionales como cremas protectoras, cinturones, etc., que existen en el mercado así como de su cobertura por la seguridad social a través de receta médica.
- o Recordar que es normal que aparezca algo de mucosidad con la orina que es segregada por el intestino delgado.
- o Tras la cirugía, irá restableciendo paulatinamente su dieta habitual recomendando beber abundante agua y frutas o

zumos de fruta ricos en vitamina C (cítricos, kiwis, ciruelas, fresas, melón, etc.) para evitar infecciones y mal olor en la orina.

o Informar sobre alimentos que pueden dar un olor característico a la orina como los espárragos, ajos, cebollas, mariscos, algunos pescados, etc.

o Recomendar evitar el sobrepeso para no dificultar la colocación de los dispositivos.

o Información completa, clara, concisa y realista sobre las recomendaciones para volver a llevar una vida normal que incluya trabajo, hobbies, viajes, sexualidad, etc.

o Asegurarnos de que el paciente es capaz de detectar las complicaciones propias del estoma o de la derivación urinaria en sí, como por ejemplo cambios repentinos en el tamaño o color del estoma, dolor en la zona lumbar o en el estoma, enturbiamiento u olor fétido de la orina, aparición de problemas en la piel periestomal, etc.

En todo caso, antes del alta deberemos asegurarnos que el paciente haya asimilado toda la información recibida y sea capaz de asumir sus autocuidados; igualmente será conveniente que salga del hospital con dispositivos suficientes para unos días hasta su adquisición en días posteriores por el propio paciente en la farmacia.

5.3 ATENCIÓN DE ENFERMERÍA EN UROSTOMÍAS CONTINENTES (UROSTOMÍA CONTINENTE, URETEROSIGMOIDOSTOMÍA Y URETEROILEOURETROSTOMÍA)

En estos tres tipos de derivación urinaria se aplicarán los mismos cuidados de enfermería que en el apartado anterior, tanto en el preoperatorio como en el postoperatorio inmediato, que serán grosso modo:

- Cuidados preoperatorios:

Como ya comentamos en apartados anteriores, los cuidados preoperatorios serán comunes a intervenciones abdominales y generalmente estandarizadas e incluirán:

o Preparación psicológica del paciente.

o Preparación general prequirúrgica (canalización de vía venosa, ayunas, analítica previa, etc.).

o Preparación intestinal (administración de laxantes, colocación de enemas evacuadores, dieta específica los días anteriores, etc.).

o Profilaxis antibiótica.

• Cuidados en el postoperatorio inmediato.

Los cuidados en el postoperatorio inmediato no diferirán en demasía de los cuidados aplicados en la cirugía abdominal para derivaciones urinarias realizadas mediante estoma cutáneo comentadas en el apartado anterior (de hecho no dejan de ser derivaciones que bien podrían incluirse en el mismo apartado):

    o Control de constantes vitales e identificación de signos y síntomas de riesgo vital.

    o Mantenimiento del equilibrio hidroelectrolítico.

    o Valoración y vigilancia del estoma, apósitos, catéteres, sondas y heridas quirúrgicas.

    o Vigilancia de posibles complicaciones.

    o Asegurar y controlar permeabilidad de sondas, catéteres, vías centrales y periféricas.

    o Recuperación del tránsito intestinal.

    o Movilización precoz del paciente.

    o Administración de analgésicos u otra medicación prescrita.

• Cuidados en el postoperatorio tardío en la urostomía continente (Mitrotanoff, Indiana,…)

Muchas de las indicaciones y recomendaciones expuestas en el apartado anterior serán igualmente de aplicación para los pacientes portadores de derivaciones urinarias continentes que tratamos en este apartado (sobre todo en el caso de la urostomía continente). Sin embargo, existen singularidades propias de la técnica o mecanismo de excreción urinaria que hacen necesario cierto asesoramiento específico para este tipo de pacientes.

Los cuidados y recomendaciones del estoma son iguales a los comentados en el apartado anterior pues aunque hemos incluido esta técnica en este apartado por su característica propia de continencia no deja de ser una derivación realizada mediante estoma mucocutáneo. Únicamente deberemos instruir al paciente en el autosondaje de la neovejiga a través del pequeño estoma unas 5/6 veces al día aconsejándole la utilización de sondas de baja fricción para evitar lesionar el propio estoma.[9]

Estas cateterizaciones o autosondajes no son dolorosos. Generalmente se realizarán en el baño vaciando directamente la orina en el inodoro y según el siguiente cuadro: [17]

	DÍA	NOCHE
Semana 1	Cada 2-3 h.	Cada 3-4 h.
Semana 2	Cada 3-4 h.	Cada 4-5 h.
Semana 3	Cada 4-5 h.	Cada 5-6 h.
Semana 4	Cada 4-6 h.	Cada 6-8 h.
Semana 5	Cada 4-6 h.	Ninguna

El procedimiento para el autosondaje será el siguiente: [17]
o Lavado de manos.
o Preparar el material necesario.
o Retirar la cubierta del estoma.
o Limpiar el estoma y piel periestomal de moco con una toalla suave.
o Insertar la sonda suavemente por el estoma hasta que aparezca la orina.
o Mantenerla en su lugar hasta que la orina se haya drenado completamente.
o Retirar la sonda.
o Colocar la cubierta del estoma.
o Lavado de manos.

Generalmente no es necesario lubricar la sonda ya que, normalmente, el estoma permanece húmedo con moco permitiendo su paso con facilidad. No debe utilizarse vaselina por el riesgo de obstrucción de la sonda (si se hace necesario, utilizar lubricantes solubles en agua).

Con el tiempo y la pequeña movilización de la neovejiga puede ser necesario ir modificando el ángulo de inserción de la sonda. Una vez lograda la inserción, la orina debe fluir libremente; si no es así, puede que ésta se haya obstruido por moco (se puede irrigar la sonda con unos cc de suero fisiológico) o que la punta de la sonda se encuentre en una posición inadecuada (intentar rotarla, deslizarla y movilizarla o, si se hace necesario, retirarla completamente y reintentar el sondaje).

En la mayoría de pacientes se hace recomendable la realización de irrigaciones periódicas del reservorio de la urostomía (por lo menos una vez al día) para prevenir infecciones y acumulaciones de moco. Estas irrigaciones se llevaran a cabo coincidiendo con las cateterizaciones y se harán una vez que se haya vaciado la neovejiga introduciendo a través de la propia sonda 50/60 cc de solución salina y repitiendo el procedimiento varias veces hasta que lo aspirado se encuentre libre de moco. Luego, retirar la sonda.

Después de la irrigación, se hace necesario siempre inspeccionar el estoma y la piel periestomal; ésta debe estar intacta y sin enrojecimiento.

- Cuidados en el postoperatorio tardío en *la ureterosigmoidostomía (Coffeys, Mainz II,...).*

Una vez retirados los catéteres ureterales y la sonda rectal, dado que la evacuación urinaria se va a llevar a cabo a través del esfínter anal, es normal sentir cierto grado de tenesmo rectal (tener la sensación continua de necesidad de defecar) debido a que la ampolla rectal no está aún habituada a almacenar efluente líquido en su interior, por lo que el paciente tendrá la sensación y necesidad de ir al baño de forma continuada (esto puede crear cierto grado de ansiedad y depresión).

Se hace necesario, pues, avisar e informar previamente de la posible aparición de estos síntomas, su importancia y su temporalidad para que pueda afrontarlos con normalidad siendo preciso, eso sí, extremar el cuidado de la piel perianal ya que la emisión de orina de forma continuada puede producir dermatitis que podrían ser evitadas con el uso de cremas barrera.

Deberemos informar a nuestro paciente que, a partir de este momento, deberá evacuar el recto cada 3/4 horas, incluso por la noche, con el fin de evitar la sobredistensión y las infecciones por reflujo ureteral.

Remarcar que, a partir de ahora, podría sufrir cierto grado de incontinencia urinaria nocturna por lo que puede y debe ayudarse de compresas o pañales.[9]

Finalmente deberemos aportarle toda la información precisa y necesaria sobre alimentación e hidratación y remitirlo, si fuese necesario a consulta de urología por los riesgos de impotencia sexual secundaria a esta técnica de derivación urinaria.

- Cuidados en el postoperatorio tardío en *la ureteroileouretrostomía (Camey, Hautmann, Studer, Padovana,...).*

Deberemos informar al paciente que, a partir de este momento, carecerá de reflejo de micción por lo que deberá evacuar la neovejiga cada 3/4 horas, incluso por la noche, igualmente con el fin de evitar la sobredistensión de la misma y las infecciones.[9]

Podrá ayudarse de la llamada "maniobra de crede" consistente en comprimir la zona inferior del abdomen para conseguir un vaciamiento más efectivo de la neovejiga. A pesar de ello, puede que no se consiga el vaciado completo (residuo postmiccional), por lo que, en ocasiones, pueda hacerse necesario el autosondaje (dar instrucciones sobre la correcta realización del mismo).

Al igual que con la urostomía continente, en ocasiones, puede ser necesaria la realización de irrigaciones periódicas de la neovejiga a través de la propia sonda para evitar la acumulación de moco y para prevenir potenciales infecciones.

Deberemos igualmente, preparar e informar al paciente sobre la circunstancia de que, como consecuencia de la extirpación del esfínter involuntario llevado a cabo en la intervención, puede aparecer cierto grado de incontinencia urinaria (sobre todo durante el sueño) que haga necesaria la utilización de colectores urinarios en los hombres y de compresas o pañales en ambos sexos.

Por esto último informaremos sobre ciertas técnicas y ejercicios para reforzar la musculatura pélvica que podrían mejorar la incontinencia nocturna; ejercicios basados en la contracción y relajación del suelo pélvico que deberán recomendarse realizarse al menos en tres sesiones diarias de 15 a 20 contracciones en cada una.[9]

Por último, puede también ser necesario la remisión a consulta de urología por el alto riesgo de impotencia sexual asociado a esta técnica quirúrgica.

5.4 DISPOSITIVOS PARA DERIVACIONES URINARIAS

El autocuidado independiente de las derivaciones urinarias deberá constituir uno de los pilares fundamentales y meta principal para la enfermería en el tratamiento y control de este tipo de pacientes. Cuando la cirugía ha cumplido su objetivo terapéutico y el paciente deja de ser enfermo, comienza nuestra labor quizás más importante en pos de la consecución de un grado aceptable de autocuidado mediante información, asesoramiento, empatía y apoyo.

Por lo tanto, se hace herramienta fundamental la selección del mejor sistema de materiales y dispositivos teniendo en cuenta estos objetivos así como las necesidades específicas y las preferencias del propio paciente. Son muchas las empresas que comercializan numerosos productos y accesorios para derivaciones urinarias pero somos nosotros, como enfermeros de atención continuada, los que mejor podremos evaluar y recomendar dichos productos adecuados a las necesidades de cuidado del paciente o de la familia. Sin embargo, es de vital importancia que el paciente esté y se sienta implicado en el proceso de toma de decisiones sobre esta elección.

- Sistemas de bolsas. Bolsas y discos.-

Para recoger la orina que sale bien del estoma o bien de la sonda o catéter se necesita un sistema de bolsa con una barrera cutánea que proteja la piel de alrededor. Decidir qué sistema de bolsa recolectora o dispositivo es el más adecuado para cada paciente es un asunto sumamente personal e individualizado para cada uno de ellos. Incluso puede que sea necesario probar diferentes tipos o marcas comerciales hasta encontrar el sistema más adecuado y con el que el paciente se encuentre más cómodo y seguro.

Como ya comentamos anteriormente, al buscar el sistema colector más efectivo existen algunos factores que debemos considerar, como el tipo de derivación, el tamaño y ubicación del estoma, si lo hubiera, firmeza y forma del abdomen, cicatrices y pliegues, estatura, peso, etc.

Hay dos tipos principales de sistemas:

o   Sistemas de una pieza: el disco adhesivo y la bolsa son una unidad[18].El adhesivo está unido a la bolsa colectora formando un solo elemento que se coloca directamente sobre la piel y se retira en conjunto en cada cambio. La utilización de este tipo de bolsas permite una mayor discreción debido a su gran flexibilidad y escaso abultamiento bajo la ropa.[7]El principal inconveniente radica en la necesidad de retirar el adhesivo en cada cambio de bolsa, lo que supone una mayor agresión a la piel. Normalmente se utilizan en pacientes donde el estoma está perfectamente construido y la piel resiste los cambios frecuentes del adhesivo sin irritarse.

o   Sistemas de dos piezas: la bolsa se adhiere o se cierra con un click sobre el disco adhesivo[18]. Estos discos suelen estar fabricados de polímeros sintéticos o de material natural (karaya) para una mayor protección de la piel de los residuos.

Bolsas:

Pueden ser de distintos tamaños según su utilidad o finalidad específica (también se comercializan bolsas de tamaño reducido para su utilización en neonatos y niños).

Podemos encontrarlas:

o   Drenables o abiertas, que disponen de un sistema de vaciado en su parte inferior con diferentes dispositivos para el propio vaciado (click, grifo, llave, etc.) que proporcionan, en todo caso, un mecanismo sencillo, pero seguro, de abrir y cerrar para poder llevar a cabo el vaciado de la orina sin tener que cambiar la bolsa en su conjunto. Además, este grifo permite su conexión a bolsas de mayor capacidad, como las de pierna (700-800 ml) o las de drenaje nocturno (2-5 litros).

o   Cerradas por el extremo inferior: abiertas solo en la parte superior. Más utilizadas en ostomías digestivas que urinarias (colostomías sigmoides que tienen normalmente una evacuación al día).

También pueden ser transparentes u opacas. Se diferencian por permitir o no la visibilidad del contenido y del estoma o catéter. Siempre son más aconsejables las bolsas transparentes por un motivo obvio, permiten vigilar el aspecto y las características de la orina así como el estado del estoma, piel periestomal y adecuada fijación y ausencia de acodamientos en la derivaciones mediante sondas. En pacientes con escaso historial de complicaciones, a largo plazo, podrían utilizarse las bolsas opacas y beneficiarnos de su mayor discreción.[14, 15]

Generalmente, la mayoría de las bolsas incorporan un sistema antirretorno o antirreflujo para evitar el retroceso de la orina a las vías urinarias reduciendo en gran medida el riesgo de infecciones urinarias. En muchas ocasiones esta válvula antirretorno consiste en dividir la bolsa en dos cámaras, superior e inferior, con un sistema que permitirá pasar la orina de la superior a la inferior pero no en sentido inverso.[19]

También debemos mencionar la existencia de bolsas con ventanas (Alterna Post Op) muy adecuada para el postoperatorio inmediato de los Bricker, ya que permiten introducir los catéteres dentro de la bolsa y acceder a ellos a través de estas pequeñas ventanas.

Por último, otros tipos de bolsas recolectoras que debemos mencionar, si bien, forman parte quizás del apartado de accesorios son:

o Bolsas de drenaje nocturno: con el objetivo de asegurar un descanso ininterrumpido nocturno sin necesidad de vaciar la bolsa con tanta frecuencia, se puede utilizar como accesorio, acoplando al grifo de drenaje de la bolsa recolectora propiamente dicha, una bolsa de drenaje nocturno. Con capacidades que pueden oscilar entre los 2 y los 5 litros, se conectan a la válvula de vaciamiento de la bolsa recolectora, colgándose con un gancho en el lateral de la cama, procurando siempre que quede en un nivel inferior a la derivación urinaria, para facilitar el flujo de la orina.[7]

o Bolsas de pierna (Conveen discreta): conectada a la bolsa recolectora aporta una capacidad extra para recoger la orina. Puede ser útil en casos de viajes, determinados trabajos que impidan el drenaje de la bolsa con frecuencia, etc.

o Bolsas Mini-Cap (Alterna Ideal): bolsa redonda y pequeña que se adapta al mismo disco de las bolsas normales, aportando una gran discreción. Contiene un material especial en su interior que absorbe la orina transformándola en un gel. Se pueden utilizar en periodos de 1-1,5 h., por lo que puede sustituir a la bolsa recolectora normal en situaciones especiales como son los baños en playas y piscinas, deportes, relaciones de pareja, etc[7]. De la misma forma, también están indicadas en derivaciones continentes, cuando se produce incontinencia como complicación.

Discos y placas:

Como ya hemos comentado, forman parte del sistema de bolsas de 2 o 3 piezas (denominadas así si tenemos en cuenta como tercer elemento el aro de cierre o clipper) y pueden estar fabricados en material sintético o en material natural (karaya) para proteger la piel de la agresión de la orina.[18]

El adhesivo de estos sistemas se puede dejar adherido a la piel varios días, mientras que es la bolsa la que se va cambiando según las necesidades.

Este dispositivo se deberá utilizar siempre que sea primordial la protección cutánea y el cambio de adhesivo, por tanto, deba realizarse con escasa frecuencia. Abultan un poco más que los dispositivos de una pieza pero a cambio, tienen la ventaja de que el sellado a la piel queda garantizado durante varios días.

Existe una gran variedad de discos, adaptables a las singularidades de cada paciente. Pueden ser planos o convexos (Alterna Convex) (diseñados para adaptarse a estomas planos, retraídos o con pliegues); estos últimos, por su forma especial, sellan con mayor eficacia este tipo de estomas, permaneciendo un mayor tiempo pegados a la piel que los discos planos.

También pueden ser de duración normal o prolongada; con o sin cinta adhesiva (los discos no adhesivos son de karaya); con reborde flotante (ideal en pacientes recién operados pues ayudan a reducir la presión y el dolor sobre el abdomen cuando se acopla a la bolsa), con reborde fijo o sin reborde; con abertura precortada, cortada a la medida (apropiado para pacientes con poca destreza manual) o moldeables; disponibles en tamaño adaptado a neonatos y niños, etc.

- Productos para la piel.

Protectores cutáneos:
Existen multitud de productos destinados a servir de barrera protectora ante la agresión física y química que provocan tanto la propia orina como los dispositivos en contacto con la piel del paciente.
   o Las películas protectoras ayudan a formar una segunda piel a la vez que aumentan la adherencia de las resinas. Aplicadas en forma de spray o en toallitas su uso está desaconsejado si ya existe irritación cutánea (su contenido en alcohol también podría producir escozor).(Conveen Prep).[7]
   o Los polvos y cremas barrera (Conveen Protact y Conveen Critic Barrier) proporcionan una protección para la piel periestomal irritada. Con una gran capacidad de absorción en la zona periestomal, favorecen la regeneración de la piel aumentando también la adherencia de los dispositivos de recogida, sellando aún más, si cabe, la zona afectada. Es importante, sobre todo cuando usamos cremas, dejar que se absorban bien antes de aplicar el adhesivo. No son necesarios sobre la piel periestomal intacta.
   o Las toallitas y lociones limpiadoras se utilizan mayormente en la limpieza de los estomas. Son muy útiles en viajes y en el trabajo.[7]
   o Los productos llamados sellantes, utilizados en paños o toallitas o pulverizados en spray, están indicados para aquellos pacientes con una sensibilidad conocida hacia los productos adhesivos, en

dermatitis cutáneas o en cambios en la piel producidos por quimioterapia.[18]

o Los productos eliminadores de restos de adhesivos, en forma de paños o toallitas, son utilizados principalmente cuando existe una acumulación de adhesivo en la piel periestomal o para pacientes con pieles hipersensibles con dolor intenso en la retirada de los mismos.[18]

<u>Pastas y resinas moldeables:</u>

Presentados en forma de pastas, tiras de pasta, o anillos moldeables, están indicados para el relleno de arrugas y superficies irregulares de la piel ayudando a sellar el disco con más eficacia previniendo, de esta forma, fugas y escapes de orina. Estos productos constituyen un relleno, no un pegamento. Tiene propiedades protectoras y regeneradoras para la piel (Coloplast moldeable).[18]

• Productos para el control del olor.

Los desodorantes pueden ser líquidos o en geles y son solo para uso en el interior de la bolsa. Pueden ser de carbón activado, tabletas de clorofila, tabletas de subgalato de bismuto, etc.[15]

• Catéteres de autosondaje.-

Sondas generalmente prelubricadas y de baja fricción utilizadas tanto para vaciar la neovejiga periódicamente a través del estoma en derivaciones continentes como para eliminar el residuo postmiccional en ureteroileouretrostomías evitando el problema de la incontinencia. (Conveen easicath).

• Accesorios.

o Cinturones: dispositivo de material elástico que se acopla a unos enganches que llevan los discos adhesivos con el fin de aumentar la sujeción de éstos a la piel aportando una mayor seguridad en cuanto a su fijación para pacientes activos físicamente y para las relaciones íntimas. Evitar apretarlo excesivamente.[18]

También debemos citar en este apartado otro tipo de cinturones, los utilizados en hernias periestomales, disponibles en diferentes tallas e indicados para este tipo de complicación. Deben usarse con prudencia en uso simultáneo con discos convexos.

o Materiales de incontinencia: el problema de la incontinencia urinaria en derivaciones continentes y en ureteroileouretrostomías constituye una complicación no demasiado infrecuente por lo cual deberemos conocer brevemente que existen multitud de productos encaminados a paliar el grave problema, no solo físico, sino también psicosocial de las pérdidas involuntarias de orina, bien a través del estoma de la neovejiga, a través del propio recto o de la propia uretra, dependiendo del tipo de derivación urinaria.

Independientemente de las compresas y pañales disponibles en varios tamaños y útiles, en ocasiones, para colocación durante el sueño nocturno, podremos encontrar, además, otros productos absorbentes para el hombre cuando se produce una incontinencia leve por goteo o colectores de orina (peneflex) que unidos a una bolsa recolectora pueden paliar el problema higiénico de la incontinencia.

- Otros accesorios.

Dentro de los accesorios para pacientes con derivación urinaria podemos encontrar una amplísima variedad de productos y materiales todos ellos encaminados a mejorar la calidad de vida de nuestros pacientes. Por ello enumeraremos:

o Fundas para cubrir la bolsa.
o Pinzas o clamps de cierre (para roturas o picaduras accidentales de la misma).
o Medidores del diámetro del estoma.
o Cintas adhesivas.
o Obturadores de estoma (útiles en deportes de contacto o condiciones de trabajo peligrosas).

6 COMPLICACIONES

En todos los centros de atención sanitaria, tanto los de atención a pacientes agudos como los de atención a pacientes crónicos, los portadores de una derivación urinaria, bien sea de forma definitiva o transitoria, continente o no continente, requieren una atención, una supervisión y un tratamiento especializado que fomenten tanto su calidad de vida como la independencia, no solo propia sino también de sus familiares y cuidadores.[18] Por ello, el personal de enfermería deberá estar familiarizado con las potenciales complicaciones que como toda técnica quirúrgica son susceptibles de aparición tras la realización de dichos procedimientos terapéuticos. Dichas complicaciones pueden tener una aparición precoz, pudiendo ser detectadas y subsanadas aun en el ámbito hospitalario; pero otras, en cambio, tendrán una aparición más tardía en el tiempo y será nuestra labor, no solo detectarlas, sino asimilar criterios de gravedad y actuación claros para un abordaje efectivo de dichos problemas potenciales. En algunas ocasiones podrán ser resueltos en nuestra consulta de atención primaria mientras que en otras precisarán de valoración y tratamiento hospitalario. Será nuestro objetivo el de detectar precozmente dichas complicaciones, valorar su importancia y actuar con diligencia y conocimiento.

- Complicaciones del catéter/sonda de la derivación urinaria.-

  o Obstrucción del catéter:

Son signos de obstrucción la disminución de orina recogida en la bolsa y/o dolor lumbar que puede referir el paciente.
En los primeros días tras su colocación será necesario controlar la

permeabilidad del catéter de forma regular ya que la ausencia de orina podría significar una salida accidental del mismo, una obstrucción o un acodamiento.[13]

La salida de orina a través de un catéter de derivación urinaria se produce de forma continua y gota a gota. Si el paciente refiere una interrupción de dicha evacuación continua, lo primero que deberemos constatar es que no se haya producido algún grado de acodamiento del catéter en su tramo externo.

Una vez constatado que no existe acodamiento de la sonda y verificamos la interrupción del flujo de orina procederemos inicialmente a una técnica de desobstrucción mecánica con suero fisiológico: [13]

- Lavado de manos.
- Creación de campo estéril utilizando paño estéril.
- Utilizar guantes estériles.
- Limpiar la llave con alcohol o solución antiséptica.
- Desconectar bolsa colectora, si fuese necesario.
- Introducir de 3 a 5cc de suero fisiológico de forma muy lenta (como máximo se utilizarán 5 cc; la pelvis renal puede acoger solo de 4 a 8 cc), con suavidad, a través de la luz de la sonda comprobando que no se encuentra resistencia.
- Una vez introducido, intentaremos aspirar la misma cantidad.
- Si, inicialmente, comprobamos que el procedimiento no ha sido efectivo, podremos repetir el mismo de la misma forma una segunda vez.
- Si a pesar de todo no restituimos el flujo de orina o encontramos resistencia a la hora de introducir el suero, deberemos remitir al paciente para que sea valorado por su médico.
- En ningún caso se forzará el lavado del catéter si se encuentra resistencia.

o Pérdida o movilización del catéter:

Durante la realización de las primeras curas deberemos medir la longitud externa del catéter para comprobar en todo momento que no se haya movilizado o salido.

Igualmente, otro signo de alerta será la ausencia o interrupción en la salida de orina. En cualquier caso se deberá remitir o comunicar al médico la incidencia.

o Roturas en el sistema de conexión:

Generalmente el sistema de conexión de la sonda a la bolsa colectora suele realizarse mediante llave de tres pasos con doble función (cerrar o abrir el paso de orina). Si existiesen pérdidas o roturas en esta zona se procederá al cambio de dicha llave mediante técnica estéril pinzando el catéter por encima de la rotura de la llave.

o Fuga de orina alrededor del punto de punción:[13]

Si la fuga es abundante debe procederse al cambio de catéter. Si la pérdida no hace necesario su cambio, debe procurarse mantener aislada la orina de la piel, en la medida de lo posible, por su alto poder irritante (es aconsejable usar bolsas de urostomías de dos piezas).

Limpiar la piel alrededor del catéter con solución antiséptica (clorhexidina o povidona yodada) en círculos de dentro a fuera con gasas estériles.

- Dermatitis periestomal:

Suele ser una complicación tardía pero también nos la podemos encontrar en el postoperatorio inmediato como consecuencia de una mala adaptación del dispositivo colector, por cambios demasiado frecuentes del adhesivo, reacciones alérgicas a alguna resina determinada, etc.

Podríamos clasificar las dermatitis en tres grandes grupos basándonos en su etiología, pero es necesario previamente incidir en los factores principales favorecedores o predisponentes para su incidencia:

o Humedad: ya que ésta favorece la maceración y por ende las infecciones localizadas como la micosis. Por ello es importante elegir un dispositivo con adhesivo que tenga la capacidad de absorber la humedad o que permita su evaporación para conservar la piel seca y sana.[15]

o Higiene inadecuada: la piel, en general, y en especial la más próxima al estoma (piel periostomal) requiere una limpieza adecuada con agua y jabón no demasiado irritante; la utilización de jabones alcalinos destruye la capa de grasa natural que forma la barrera protectora de la piel; deben evitarse, asimismo, los rasurados y las cremas depilatorias a fin de evitar microlesiones que facilitan el proceso infeccioso (foliculitis). Tampoco deben utilizarse soluciones que contengan alcohol, éter o derivados mercuriales que pudieran eliminar o mermar la barrera natural de la piel aumentando el riesgo de ataque bacteriano y de lesiones cutáneas.[15]

Como decíamos, las dermatitis periestomales se pueden clasificar en:

o   Dermatitis químicas o irritativas:

Un paciente con una derivación urinaria debe enfrentarse a menudo al problema de la existencia de una dermatitis periostomal ocasionada por el contacto de dicha piel con la orina, la cual, si no se trata, podría conllevar problemas muy serios a corto plazo, tales como la retracción, estenosis del estoma y dificultades en el funcionamiento del dispositivo de drenaje.

Son originadas por agentes químicos que, bien por su composición, concentración o tiempo de contacto con la piel, ocasionan su lesión. La piel alrededor del estoma aparece enrojecida y origina prurito. Existe una exudación serosa o sanguinolenta, que puede dificultar la adherencia de la bolsa y por tanto la recogida de la orina, que permanece en contacto con la piel y acentúan aún más la irritación, de modo que se crea un círculo vicioso que si no es tratado de forma adecuada puede acabar con una sobreinfección.[20]

La dermatitis inducida por el contacto de la piel con la propia orina había sido la complicación más habitual del estoma antes de disponer de las bolsas adhesivas con protectores cutáneos. Las manifestaciones van desde un ligero enrojecimiento hasta la ulceración.

Son más importantes en las zonas más proximales del estoma y menos en la periferia. El paciente puede referir escozor, quemazón, prurito o dolor.

Si la causa es el contacto de la piel con la orina por un problema de mal ajuste del adhesivo, bastará con recortar el disco al diámetro justo del estoma, procurando que ajuste "como anillo al dedo".

Si el problema fueran las fugas o filtraciones de orina por mala ubicación, existencia de pliegues, hundimiento o porque el estoma fuera plano, podríamos valorar la aplicación de dispositivos especiales como, por ejemplo, Alterna Convex (marca registrada), donde la forma convexa del disco ejerce una mayor presión periestomal ayudando a evitar las fugas de orina (especialmente indicado en estomas planos, hundidos o con pliegues); o resinas moldeables (coloplast moldeable), que aplicadas alrededor del estoma y rellenando los pliegues ayuda a mejorar el sellado de los adhesivos, retrasando las fugas de orina.

Finalmente, para el tratamiento de la propia dermatitis podemos utilizar:

- Cremas, sprays o toallitas barrera: con propiedades regenerativas que a la vez que protegen la piel, se secan en pocos segundos, calman la irritación y poseen propiedades hidratantes.
- Cremas protectoras: se utilizan cuando la piel

periostomal presenta irritaciones o dermatitis importantes. Se aplica una capa fina y cuando está seca, se coloca directamente el adhesivo.

- Películas protectoras: son cremas que se utilizan para prevención de las irritaciones de la piel, no para tratamiento. Aumentan la adhesividad de las resinas.
- Placas adhesivas para protección de la piel. Tienen una elevada proporción de hidrocoloides, con lo cual, son muy absorbentes y protectoras.

o Dermatitis mecánica:

Cuando la agresión dérmica no proviene del vertido de los estomas, suele estar ocasionada por el microtraumatismo continuado que supone el cambio de las bolsas colectoras, ya que su dispositivo adherente, al ser despegado, infringe una microlesión continuada a la piel.

También pueden ser ocasionadas por el uso inadecuado de los adhesivos de los dispositivos. Cuanto más frecuentes sean los cambios mayor será el número de células epiteliales arrancadas. Depende siempre de la habilidad para aplicar los cuidados. Puede producirse por una maniobra traumática al retirar la bolsa, el cambio frecuente del dispositivo, la limpieza abrasiva al limpiar y retirar restos de cremas, el roce o presión de equipos mal adaptados y el uso de material inadecuado o no específico.

La prevención de las dermatitis se basa en evitar los traumatismos físicos y químicos en la piel periostomal. Evitar los traumatismos físicos significa no frotar ni rascar, despegando los dispositivos con sumo cuidado y sólo cuando sea necesario. Para retirar las placas adhesivas se puede aplicar aceite de oliva a medida que se va despegando la placa. Después, se debe lavar y secar cuidadosamente la piel para que el nuevo dispositivo se pegue bien. Evitar los traumatismos químicos significa evitar el agua caliente, los jabones fuertes, los desinfectantes, el alcohol, los productos para facilitar la adhesión del tipo Nobecutan© y el contacto del efluente con la piel periostomal.

o Dermatitis alérgicas:

Son originadas por determinadas sustancias componentes de los dispositivos colectores que actúan como alérgenos desencadenando una reacción inmunológica de hipersensibilidad aunque también pueden ser ocasionadas por cualquier otra sustancia que se utilice en el cuidado e higiene del estoma.[20]

Las reacciones de hipersensibilidad o alergia hacia los adhesivos de los dispositivos, las cremas o barreras de la piel, material de la bolsa, etc., pueden desarrollarse semanas, meses, o hasta años después del uso de un producto, debido a una sensibilización gradual al producto en concreto. Si se sospecha que la dermatitis pueda ser de origen alérgico, lo más recomendable es primeramente cambiar de adhesivo o producto que sospechemos pueda ser el origen de la lesión. Seguidamente podemos valorar hacer la "prueba del parche" consistente en colocar un pequeño pedazo del material a ser probado en la piel del abdomen del paciente, lejos de la ostomía. Mantenerlo durante, al menos 48 h., retirarlo y observar si existe enrojecimiento o prurito en la zona por debajo del parche.

El prurito o ardor antes de pasar las 48 h. indican hipersensibilidad y habría que retirar el material rápidamente y lavar la piel con agua y jabón. La confirmación de la alergia a un determinado dispositivo o producto nos obligará a utilizar otro hecho por otra compañía.

Debemos tener en cuenta que con los adhesivos de última generación, las alergias son muy raras y poco frecuentes.

Este tipo de dermatitis, las alérgicas, pueden ser difíciles de diferenciar de las producidas por irritación química o mecánica ya que sus manifestaciones cutáneas son similares a las anteriores (enrojecimiento, prurito, exudación). Sin embargo, suelen estar bien delimitadas circunscribiéndose con la superficie de contacto del material alergénico, mientras que en las irritativas suelen ser más irregulares y mal delimitadas.

Estas dermatitis no suelen responder al tratamiento habitual ya que su etiología es diferente. Únicamente cuando desaparece el producto que ocasiona la reacción alérgica es cuando mejora, por lo que sospecharemos de una dermatitis alérgica cuando no responda al tratamiento habitual debiendo descubrir qué material o sustancia es la desencadenante del problema para retirarla o sustituirla.

Las dermatitis necesitan ser curadas con relativa frecuencia (máxime si son muy inflamatorias y supurativas) utilizando antisépticos en relación con el tipo de dermatitis. Si predominan las lesiones secas y descamativas es conveniente utilizar excipientes grasos y con escasa cantidad de agua (cremas, pomadas, pastas...). En cambio, si predominan las lesiones húmedas y exudativas (mucho más frecuente) no es aconsejable el uso de excipientes grasos ya que contribuirían a aumentar la maceración de la piel e impedirían la correcta adhesión de los mecanismos colectores. En este caso los excipientes más aconsejados son los polvos o linimentos (emulsión de agua y aceite).[20]

Tanto en la dermatitis irritativa como en la alérgica es de vital importancia evitar la causa que lo motiva, más incluso que el tratamiento farmacológico que podamos instaurar. Aun así en ocasiones es beneficioso y útil el uso de corticoides y antihistamínicos como tratamiento coadyuvante.[20]

o Dermatitis infecciosas:

Son relativamente frecuentes debido a que existen una serie de factores predisponentes que facilitan o favorecen su aparición:

- Maceración de la piel: la piel que rodea al estoma suele estar húmeda y caliente. Si a ello le unimos que suele existir una ausencia de aireación pues los dispositivos colectores forman un espacio totalmente cerrado y sin ventilación, nos encontramos con un caldo de cultivo ideal para la proliferación de hongos y gérmenes.
- Dermatitis: la alteración de la dermis junto a las demás condiciones anteriormente mencionadas favorecen el crecimiento y sobreinfección bacteriana o fúngica.
- Cuerpos extraños: la presencia de cuerpos extraños favorece la proliferación de hongos, como el Cándida Albicans. La presencia de sondas en los estomas para su drenaje (en derivaciones continentes) o la sola presencia del dispositivo colector constituyen cuerpos extraños que favorecen la proliferación de hongos.

Dentro de las infecciones de la piel que rodea al estoma existen dos que por su frecuencia e importancia clínica merecen la pena mencionar: la infección por gérmenes saprofitos de la piel (estreptococo y estafilococo principalmente) y la infección por el hongo Cándida Albicans (candidiasis).

La infección bacteriana de la piel periestomal está ocasionada generalmente por gérmenes saprofitos habituales de la piel (estreptococos y estafilococos). La forma clínica más corriente de presentación es el impétigo que se manifiesta con la aparición de pequeñas vesículas superficiales y exudativas que se vuelven purulentas formando costras amarillas que al secarse forman una costra húmeda de color ámbar.

Otra forma de presentación es la erisipela (producida por estreptococos), se caracteriza por la aparición de una placa de eritema indurado, roja, pruriginosa, caliente, dolorosa y edematosa. En la superficie de esta placa pueden aparecer vesículas, ampollas y pústulas formando en ocasiones verdaderos abscesos periostomales. Se suele acompañar de fiebre elevada. [20]

El tratamiento debe basarse en aliviar los síntomas y aunque, raramente se hace necesario recurrir a los antibióticos por vía sistémica (siempre previo cultivo y antibiótico según antibiograma) si pueden ser útiles los antibióticos por vía tópica.[20]

La candidiasis de la piel periostomal está ocasionada, como ya hemos dicho por el hongo Cándida Albicans. Suele caracterizarse por la presencia de vesículas y pústulas que suelen romperse con prontitud, dejando una pequeña erosión en la piel. Estas lesiones acaban confluyendo entre ellas originándose una placa brillante y exudativa de aspecto blanquecino y de contornos irregulares.

Suelen ocasionar prurito y se diagnostican, además de por la sospecha clínica, por el cultivo del exudado.

Su tratamiento es similar a cualquier dermatitis húmeda, tratando de evitar la exudación ya que la maceración favorece su desarrollo. Se pueden administrar antifúngicos locales (nistatina, imidazol). No suele ser necesaria la administración de antifúngicos por vía oral.

La infección por Cándida suele ocasionar problemas con la adhesión de los dispositivos por la exudación, produciéndose, en ocasiones fugas que macerando aún más la piel empeoran la dermatitis formando un círculo vicioso que sólo interrumpiremos con la curación de la infección.[20]

- Otras lesiones dérmicas:

  o Hiperplasia epitelial:

Consiste en la incrustación de depósitos fosfáticos que cubren total o parcialmente el epitelio del estoma y la zona periférica. Se asocia a las infecciones urinarias por gérmenes ureolíticos y ph alcalinos. Se caracteriza por la aparición de una superficie verrucosa y áspera, costrosa, de color gris-violeta. Suele sangrar con facilidad y puede ocasionar una estenosis del estoma. Debemos de aislar esta piel de la orina utilizando un aislante (por ejemplo, pasta lassar) y ajustando lo máximo posible el anillo de la bolsa colectora al borde del orificio del estoma.[20]

  o Metaplasia escamosa:

La mucosa del estoma se epiteliza sufriendo un proceso de queratinización que puede ocasionar también estenosis del mismo.[20]

  o Tejido de granulación hipertrófico (granuloma):

Aparición y crecimiento de pequeñas masas carnosas no neoplásicas, sangrantes con facilidad, alrededor del estoma. Ocasionadas por la aparición de un tejido de granulación excesivo. Puede tener su origen en la deficiente reabsorción del material de sutura, a la retirada demasiado tardía de los puntos de la unión mucocutánea del estoma o a infecciones locales subyacentes. También pueden estar relacionados con el roce de la mucosa con el aro del dispositivo. En general, son consecuencia de algún tipo de irritación que ocasiona un sobrecrecimiento de tejido de cicatrización.

Se tratan con fulguración con nitrato de plata o mediante electrocoagulación con bisturí eléctrico. De la misma forma, debemos adecuar el dispositivo si alguna parte rígida de éste rozara con la mucosa.[20]

  o Neoplasias:

En ocasiones, y debido al traumatismo continuado al que se ve sometido el estoma, tanto por los cuidados higiénicos como por el cambio repetido de la bolsa colectora y a la irritación permanente de la piel que lo rodea pueden aparecer masas neoplásicas como el carcinoma escamoso.[20]

- Formación de cristales:

Una orina alcalina puede ocasionar depósitos de cristales de fosfato en el estoma o en la piel circundante. Estos cristales lucen como partículas blancas y arenosas que pueden producir pequeñas heridas en la piel y mucosa pudiendo causar irritación o sangrado del estoma.

Las manifestaciones clínicas son dolor (por irritación cutánea), sangrado de la piel o mucosa por traumatismo de las mismas, irritación cutánea con riesgo de sobreinfección y estenosis del estoma cuando los depósitos son abundantes y prolongados.

Para evitar la aparición de este problema deberemos asegurar una adecuada ingesta de líquidos, elegir dispositivos adecuados que absorban la humedad y mantengan la piel seca y sana, insistir en educación sobre higiene meticulosa, y cambio y colocación de dispositivos en forma adecuada.

Para tratar los depósitos de cristales una vez se hayan manifestado y hayan causado lesiones es fundamental la limpieza con ácido acético sobre piel y estoma varias veces al día (con ello el estoma puede adquirir una tonalidad pálida) para disolver los cristales alcalinos (una gasa empapada en agua y vinagre a partes iguales y aplicarla sobre el estoma unos minutos) y acidificar la orina con la ingesta de vitamina C o alimentos ricos en ella (por ejemplo, jugo de ciruelas).

- Hemorragias:

Es una complicación mucho más frecuente en las primeras horas del postoperatorio, generalmente debido a la lesión de algún vaso en la sutura del intestino o uréter a la pared o por úlcera mucosa. Debe vigilarse la presencia de hematuria intensa en el drenado (en el postoperatorio inmediato es frecuente una leve hematuria que cede espontáneamente a las pocas horas); si el sangrado persiste, realizar lavados periódicos del catéter para evitar la obstrucción del mismo. Así mismo debe extremarse aún más la vigilancia de tal incidencia en pacientes con trastornos de la coagulación o anticoagulados terapéuticamente. En sangrados continuos y severos puede hacerse necesaria la embolización del punto sangrante.

Asimismo, debemos incidir en el hecho de que el estoma (debido a la gran vascularización intestinal) puede sangrar con relativa facilidad en cualquier momento de su higiene; en la mayoría de las ocasiones bastará con la colocación sobre el mismo de gasas con agua fría.

- Estenosis del estoma:

Disminución variable de la luz del estoma que puede constituir una grave complicación en los pacientes y cuyos factores etiológicos pueden ser diversos. Entre ellos: sobreinfecciones bacterianas o fúngicas secundarias a lesiones en la piel periestomal, otras lesiones dérmicas como la hiperplasia epitelial o metaplasia escamosa, formación de cristales alcalinos, edemas, procesos inflamatorios locales, tumoraciones internas, etc.

- Edema:

Todos los estomas presentan un edema agudo en el postoperatorio inmediato que suelen y deben remitir al cabo de pocas semanas. Sólo en el caso de que acabe cronificándose puede llegar a interferir las funciones fisiológicas del mismo pudiendo dar lugar a la necesidad de una reintervención. Como cuidados deberemos aplicar o recomendar la aplicación de compresas de suero fisiológico frío y vigilancia periódica.[9]

- Isquemia/necrosis:

Obstrucción del flujo sanguíneo a nivel de la mucosa del estoma. Es identificada por el color negro parduzco de la misma. Generalmente debida a estrangulamiento de los vasos al incluirlos en algún punto cuando se realiza la técnica quirúrgica, rotación del mesenterio, infecciones o excesiva compresión de la aponeurosis sobre el asa ileal.

La necrosis puede ser parcial o total; si es parcial, se resecará la zona necrótica y si acaba extendiéndose a capas profundas puede hacerse necesaria la reintervención quirúrgica.

Debemos controlar la coloración y evolución de la mucosa mediante bolsas colectoras transparentes.

● Dehiscencias:

Es la separación mucocutánea o desprendimiento del estoma de la piel. Puede afectar a una parte o a toda la circunferencia del estoma (dehiscencia parcial o total).[9]

Puede estar provocado por una mala cicatrización, una tensión sobre las suturas o una infección superficial.

El tratamiento consistirá en:

    o Observar, controlar y registrar la zona afectada.

    o Lavar con agua y jabón.

    o Aplicación de polvos hidrocoloides.

    o Ajustar dispositivo que recoja la orina eficazmente (si es necesario, utilizar resinas moldeables).

    o Tapar la zona de dehiscencia.

● Retracción:

Consiste en la desaparición del abultamiento normal del estoma hasta o por debajo de la piel (hundimiento del estoma por debajo del nivel de la piel). Puede ser intermitente: los pacientes pueden ver como el estoma desaparece al sentarse. Generalmente es debido a una excesiva tensión por pobre movilización o por aumento de peso del propio paciente.[18]

La retracción suele ir acompañada de una gran irritación de la piel periestomal.

Se recomendará el uso de discos adhesivos convexos que se adaptarán y sellarán de forma más efectiva a este tipo de estomas manteniéndose durante más tiempo pegado a la piel y evitando las fugas de orina. También podrán utilizarse las resinas moldeables para mejorar aún más el sellado periestomal.

Se deberán tratar, si existieran, las dermatitis con el tratamiento tópico específico y utilizar preparados para aumentar o mejorar la fijación del adhesivo (Conveen Prep).

De la misma forma deberemos incidir en la importancia de las recomendaciones al paciente para evitar el aumento de peso.

● Hernias:

Complicación relativamente frecuente provocada por un defecto de la fascia que hace que las curvas intestinales sobresalgan hacia la zona periestomal protuyendo tanto la propia ostomía como la piel circundante (la debilidad postquirúrgica de la fascia permite que puedan herniarse vísceras abdominales). Con una incidencia del 4,5 al 6,5 % constituyen factores de riesgo la obesidad, la infección de herida quirúrgica, la tos crónica, la malnutrición, la ingesta de esteroides y la distensión abdominal. Su tamaño puede ser variable.

Se recomendará la utilización de un dispositivo con cinturón o fajas abdominales, aconsejando, además, evitar grandes esfuerzos físicos y el aumento de peso. En ciertas ocasiones puede ser necesario remitir al paciente a consulta médica para valorar intervención quirúrgica.

- Prolapso:

Complicación de la cirugía de ostomía que provoca la caída del intestino a través del estoma. Puede ser de longitud variable.

Para su corrección se puede optar, en principio, por el uso de un cinturón sin excesiva compresión o bien, si el tamaño es excesivo, recomendar la reintervención quirúrgica.[20]

- Complicaciones de la anastomosis urétero-intestinal:

o Filtración de orina:

Se define así a las fugas de orina a través de las suturas que constituyen el reservorio, las anastomosis vesicouretrales y ureteroentéricas.

La filtración de orina a través de la anastomosis constituye una complicación infrecuente pero grave con un índice de mortalidad cercano al 50 %. Puede estar ocasionado por dehiscencias en la sutura de la propia anastomosis, isquemia intestinal, etc. y su aparición se ha relacionado con radioterapia previa, ingesta de esteroides sistémicos, tipo de derivación y técnica de anastomosis, complejidad de la derivación, defectos de la técnica, mal drenaje de la orina o pérdida precoz de los stents ureterales.

Los síntomas pueden ser: disminución del débito, hidronefrosis, sepsis, íleo y obstrucción intestinal.

Dependiendo de varios factores como las condiciones del paciente, el tamaño de la filtración, el volumen de drenaje, la existencia de infección persistente o signos de escasa mejoría se podrá optar por tratamiento conservador, administración de antibióticos o colocación de nefrostomía percutánea mientras se valora reintervención quirúrgica.

Las fístulas, como complicaciones, además de urinarias, también pueden ser digestivas o mixtas.

o Estenosis de la anastomosis:

Las causas pueden ser diversas:

- Obstrucción uretral.
- Tumoración.
- Tensión en la propia anastomosis.
- Isquemia del uréter.
- Antecedentes de radiación.
- Filtración.

o Infección:

Los signos y síntomas que nos alertarán de esta posible complicación serán:

- Disminución del débito.
- Alteración de la función renal.
- Hidronefrosis.
- Dolor en flanco.
- Fiebre.
- Sepsis.

El tratamiento será quirúrgico y pueden precisar nefrostomía previa.

- Complicaciones del tracto urinario:

o Litiasis:[20]

La formación de cálculos es una complicación relativamente frecuente sobre todo en los reservorios (Kock, Mainz,...) y en neovejigas ortotópicas. Pueden ser neovesicales, renales o ureterales. Entre las causas o factores más predisponentes figuran:

- Infecciones de orina producidas por gérmenes como Proteus Mirabilis o Staphilococus Saprophyticus, con una importante secreción de ureasa, que produce un aumento del PH urinario y la precipitación de sales minerales.
- El estancamiento o éstasis urinario a causa de drenaje inadecuado.
- Presencia de cuerpos extraños (catéteres, puntos de sutura, etc.).
- Otra posibilidad es la formación de cálculos en las vías excretoras urinarias por alteraciones metabólicas que producen las exéresis de segmentos intestinales y el contacto de la orina

con la pared entérica.[2]

o Infecciones urinarias:

La presencia de intestino en la constitución de la derivación urinaria condena inevitablemente a una simbiosis con una diversa flora bacteriana. El 80 % de los pacientes con conductos ileales o derivación continente abocadas a piel presentan bacteriuria.

La existencia habitual de gérmenes en el intestino (enterobacterias), la hiperpresión de la onda propulsora aumentando el riesgo del reflujo enteroureteral, el éstasis urinario a causa de drenaje inadecuado o la invasión bacteriana a través del estoma pueden explicar la producción de episodios de infecciones del tracto urinario, pielonefritis y hasta sepsis, a pesar de la utilización de sistemas de anastomosis antirreflujo. Otros factores de riesgo lo constituyen la estenosis del estoma, la estenosis de la anastomosis y la presencia de cálculos urinarios.

Se calcula que, aproximadamente, el 15 al 35 % de pacientes con derivaciones colónicas sufren episodios de pielonefritis, siendo estadísticamente menor para los conductos ileales.

En definitiva, tanto en el colon como en ileon, todo elemento que se oponga al normal flujo de orina, la existencia de reflujo y una orina infectada condicionan la aparición de episodios de infección ascendente, la producción de pielonefritis crónica y el progresivo deterioro de la función renal.

En los reservorios continentes la necesidad de sondaje periódico conlleva frecuentemente a la bacteriuria, pero debido a la baja presión endocavitaria es menos agresiva y se tolera mejor que en los sistemas no detubulizados, por lo tanto son menos frecuentes los episodios de pielonefritis conllevando una mejor preservación renal. Las neovejigas ortotópicas, al no precisar cateterización para su evacuación presentan aún menos riesgo de infección.[2]

o Dificultad de vaciado:

Se define como la necesidad de autocateterismo para conseguir el vaciado completo de la neovejiga en derivaciones como la ureteroileouretrostomía (derivación urinaria continente) sobre todo en pacientes obesos.

o Alteraciones valvulares:[20]

Las principales manifestaciones son:

- Incontinencia por incompetencia del sistema valvular (bolsa muy llena, alta presión endocavitaria o aumento excesivo de presión intrabdominal).
- Dificultades en el sondaje (por angulación del asa distal, asas muy largas, etc.).
- Estenosis, prolapso o hernia del estoma.
- Reflujo ureteral.

o Carcinomas:

Incidencia menor al 1 % en reservorios ileales y aunque puede considerarse de causa incierta, algunos autores lo relacionan con infecciones recurrentes, inflamación crónica, anormalidades cromosómicas, etc.

o Ruptura de neovejiga:

La rotura del reservorio es una complicación relativamente infrecuente pero importante por su gravedad clínica. Las causas pueden ser la sobredistensión crónica por los sondajes repetidos, infecciones de la pared, retenciones de moco, etc. Provoca, en la mayoría de los casos un cuadro de abdomen agudo.

- Complicaciones sistémicas:

o Alteraciones metabólicas:[1]

Al contrario que la mucosa urotelial, relativamente impermeable, las propiedades de absorción y secretoras de la mucosa gastrointestinal hacen que aun siendo el intestino el mejor sustituto del aparato urinario, al contactar la orina con la mucosa intestinal se produzcan intercambios de agua y solutos entre orina y sangre que contribuyen a la aparición de cierto número de desórdenes metabólicos. Estas alteraciones estarán condicionadas por:

- Segmento del tracto gastrointestinal utilizado.
- Superficie de contacto (tamaño del reservorio).
- Tiempo de contacto.
- Concentración de solutos en orina.
- Osmolaridad y PH de la orina.
- Nivel de función renal.

Entre los trastornos metabólicos que nos podemos encontrar son:

- Acidosis hiperclorémica:

Más frecuentes en las derivaciones realizadas con segmentos de íleon y colon. Estudios de laboratorio efectuados sugieren que esta acidosis es el resultado fundamentalmente de la reabsorción de hidrogeniones, iones de cloro y amonio y, en menor medida, por la pérdida excesiva de bicarbonato a través de la orina. El tratamiento se basa principalmente en la corrección de la acidosis con bicarbonato.

A largo plazo, la acidosis metabólica crónica puede conllevar una alteración del metabolismo óseo y producir osteopatía metabólica.

- Otras alteraciones electrolíticas:

Cada segmento intestinal (estómago, yeyuno, íleon y colon) se diferencian fisiológicamente en el tipo de transporte de solutos, produciéndose distintas alteraciones en función del segmento y la longitud utilizados. De esta forma podemos encontrarnos con hiper o hipopotasemias, hipocloremia, hipocalcemia, hiperamoniemia (que en pacientes con escasa reserva hepática o con cuadros de sepsis puede contribuir a desarrollar una encefalopatía).

Los pacientes con reservorios suelen tener más síntomas que aquellos con conductos, por la mayor duración del contacto entre orina y mucosa intestinal.

o Síndromes de malabsorción:

La exclusión de partes del tracto digestivo puede condicionar la aparición de anemias por déficit de absorción de vitamina B12. Asimismo, la malabsorción de sales biliares puede causar tanto diarrea secretora como hiperoxaluria con urolitiasis de oxalato cálcico. La pérdida de la válvula ileocecal puede reducir el tiempo de tránsito, contribuyendo así a la diarrea osmótica y permitiendo el reflujo de bacterias al intestino delgado, lo que provoca una malabsorción mediada por sobrecrecimiento bacteriano.

El tratamiento para la diarrea secretora se basa en la colestiramina, que es una resina que enlaza sales biliares. Para el control de la diarrea osmótica se utilizan sustancias que aumentan el tiempo de tránsito. En caso de avitaminosis B12 el tratamiento consiste en el aporte de un suplemento vitamínico.

o Neoplasias intestinales secundarias:
o
Una de las complicaciones a largo plazo de la utilización de intestino

para la reconstrucción del aparato urinario es la aparición de neoplasias intestinales en el segmento utilizado para la derivación.

Estas neoplasias secundarias se localizan principalmente cerca de la anastomosis urétero-intestinal.

o Deterioro de la función renal:

Las infecciones recurrentes, el reflujo, la obstrucción ureteral, las alteraciones metabólicas, etc. predisponen al deterioro renal progresivo.

7 RECOMENDACIONES

Hasta ahora, y haciendo un pequeño recopilatorio o recordatorio de los puntos que se han ido tratando en nuestra guía, hemos mostrado la composición y el funcionamiento normal de nuestro sistema urinario, las potenciales patologías que, desgraciadamente pueden hacer indispensable la realización de una derivación urinaria, los cuidados y conocimientos que, como enfermeros, debemos conocer, dominar y poner en práctica desde el primer momento del periodo preoperatorio y hasta el último día de hospitalización del paciente así como las posibles complicaciones que pueden presentarse y que deberemos saber detectar, solucionar y enseñar a solucionar tras el alta del mismo.

Es a partir de ahora, día 1 tras el alta a domicilio, cuando comienza una nueva vida para el paciente. El retorno al día a día, la reincorporación a la familia, al trabajo, la reactivación de las relaciones sociales y el reencuentro con la sexualidad, constituye, a menudo, un proceso complejo de adaptación, no siempre fácil ni rápido, que precisará de información, asesoramiento continuo, apoyo psicológico y tiempo.

Es por ello, que hemos creído importante incluir un punto en nuestro trabajo que trate todos aquellos aspectos que, con casi toda seguridad, el paciente y la familia debe conocer, que el personal sanitario debe transmitir pero que corremos el riesgo de que queden en un segundo plano inicialmente.

- Alimentación y recomendaciones dietéticas

Tras la cirugía, se habrá ido restableciendo paulatinamente la dieta habitual. Los pacientes portadores de derivaciones urinarias, generalmente, no se hallan sujetos a ninguna restricción dietética; pueden comer de todo, llevando una dieta equilibrada, siempre que no existan otras patologías concomitantes que la condicionen de alguna manera. Como cualquier otra persona, deben llevar una dieta sana donde estén presentes los diferentes principios inmediatos, sales minerales y vitaminas necesarias para el equilibrio del organismo.

Es relativamente normal tras salir del hospital y volver a la vida cotidiana ganar algo de peso. Ahora bien, es importante incidir en que este aumento de peso no sea excesivo; los pacientes obesos o con sobrepeso corren mayor riesgo de complicaciones a nivel del estoma, fugas de orina, dermatitis, etc.

Se recomendará, en todo caso, y siempre y cuando otros problemas de salud no lo desaconsejen, aumentar la ingesta líquida (agua, infusiones, caldos) hasta 1´5-2 litros/día.

De la misma forma, deberemos informar al paciente sobre el hecho de que algunos alimentos pueden producir un olor más intenso en la orina como pueden ser los espárragos, la cebolla, ajos, mariscos, algún tipo de pescado, etc., y otros que pueden modificar su coloración sin que por ello supongan ningún problema (entre estos últimos están la remolacha, las gelatinas rojas, verduras, algunos medicamentos, etc.)[8]

También se les recomendará que incluyan en su dieta frutas, verduras y zumos de frutas con alto contenido en vitamina C que, al acidificar la orina, reducen el riesgo de infecciones.

Entre las frutas y verduras ricas en vitamina C se encuentran las naranjas, pomelos, kiwis, fresas, arándanos, espinacas, coles...[7]

En definitiva, como resumen, las principales recomendaciones dietéticas saludables para una correcta alimentación tras una derivación urinaria son:

o Llevar una dieta equilibrada y variada donde estén presentes todos los alimentos.
o Es importante siempre comer despacio masticando bien los alimentos.
o Beber agua y líquidos en abundancia y de forma regular.
o Cenar al menos 3 horas antes de irse a la cama.
o Evitar ingestas copiosas de alimentos que provoquen aumentos de peso excesivos.
o Tomar mucha fruta, verdura y zumos ricos en vitamina C como zumos de naranja, fresas, kiwis,...[7]

• Higiene y vestido.

A los pacientes portadores de una derivación urinaria recomendaremos llevar a cabo la higiene diaria en la ducha. Ésta se podrá llevar a cabo con o sin bolsa. El estoma no sufre por el contacto con el agua ni tampoco entrará en su interior. Si la ducha se hace sin bolsa deberá lavar la zona con agua tibia sin mucha presión, con jabón neutro no demasiado agresivo, sin frotar, manteniéndola completamente seca con una toalla lisa antes de colocar nuevamente el dispositivo colector.[12, 15]

No se debe renunciar a disfrutar de la playa o la piscina, ya que existen dispositivos de menor tamaño fáciles de disimular bajo el bañador y resistentes al agua salada y al cloro.

En playas y piscinas, se recomendará siempre el baño con bolsa, vaciándola antes de meterse en el agua.

Para nadar es importante colocar una seguridad extra alrededor de la barrera adhesiva con una cinta adhesiva a prueba de agua, pudiéndose utilizar, además, cinturón para evitar que la bolsa se mueva en los deportes acuáticos.[21]

Aquellos pacientes portadores de catéteres (nefrostomías, pielostomías, etc.) deberán guardar mayores medidas de asepsia, siendo más aconsejable realizar la higiene diaria con la bolsa puesta procediendo posteriormente a la cura del mismo.

En cuanto a la ropa, el paciente podrá seguir llevando la que hasta ahora venía utilizando. Los dispositivos son realmente discretos y prácticamente no se aprecian bajo la misma.

Están fabricados con materiales plásticos extraordinariamente finos y suaves y comercializados en multitud de tamaños para poder adaptarse a la anatomía de cada persona. Para ayudar a la invisibilidad se procurará que la capacidad de la bolsa no se vea rebasada en 1/3 de la misma.

Únicamente deberán evitarse prendas que puedan comprimir en exceso el catéter o el estoma, así como evitar cinturones demasiado apretados, pudiendo ser sustituidos por tirantes.[7,12]

- Ejercicio y deportes.

Un paciente portador de una derivación urinaria no debe realizar una vida diferente a cualquier persona de su misma edad. Deberá retomar paulatinamente todas aquellas actividades que hacía antes de la intervención quirúrgica. La práctica de deportes no está contraindicada por ser portador de una derivación urinaria; únicamente deberán tenerse en cuenta:

- o Que, como precaución, si se practican deportes que pudieran suponer un riesgo, deberá protegerse con una faja o cinturón.
- o Es importante evitar deportes violentos y de contacto como el boxeo, la lucha, karate... o el levantamiento de pesas por el peligro de que el estoma se hernie, sobre todo en los primeros meses.[8]

- Trabajo y vida social.

Una de las principales preocupaciones de los pacientes portadores de derivaciones siempre es si su estilo de vida, su trabajo..., su vida, al fin y al cabo va a cambiar de forma drástica.

Esto no tiene por qué suceder. Por supuesto, deberá introducir ciertas modificaciones en la higiene personal que ya hemos comentado y tendrá que adaptarse a la utilización y manejo de los dispositivos colectores como parte de su rutina diaria. Aparte de esto, el tipo de vida y de actividad dependerá en definitiva del propio paciente, de sus gustos y de sus aficiones ya que su derivación urinaria no limitará su movilidad.[7]

Es importante que tanto familiares como compañeros de trabajo estén al corriente de su nueva situación y necesidades y entiendan que su alteración física no condiciona una alteración de su personalidad. [7]

Si el paciente era una persona con una vida laboral activa, la reincorporación al trabajo dependerá, lógicamente, de su estado general. Como consecuencia de la propia intervención quirúrgica, en un principio, el cansancio y la debilidad propia del proceso puede obligarle a permanecer laboralmente inactivo uno o dos meses. Pasado este período de convalecencia casi obligatorio, la vuelta a la vida laboral le ayudará a mantenerse activo y asumir con naturalidad su nueva situación.[7]

Únicamente en aquellos trabajos que exijan grandes esfuerzos físicos puede ser necesario replantearse una adaptación laboral hacia trabajos o tareas menos peligrosas.

De la misma forma, tampoco debe existir ningún inconveniente en hacer vida social de forma completamente normal. Hechos como ir al cine, al teatro, a museos, a visitar amigos o familiares, salir a cenar, ir a conciertos,... debe seguir formando parte de nuestro tiempo de ocio. Los dispositivos actuales aportan una gran seguridad y discreción y permitirán y proporcionarán al paciente un alto de nivel de independencia y tranquilidad.

La primera vez que el paciente salga de casa después de la cirugía, será normal que sienta que su dispositivo y su bolsa sean el centro de atención de todos los que le rodean, que sienta temor porque el olor pueda quedar impregnado en la ropa o en su piel y los demás lo perciban. Estos temores son totalmente normales y pueden originar sentimientos negativos en la seguridad y autoimagen del paciente. Se necesitará tiempo para adaptarse totalmente a la nueva situación y con la ayuda de todos, equipo sanitario, familiares, amigos, compañeros,...debe retomar su vida y sus relaciones como antes, con una actitud positiva.

- Viajar con una derivación urinaria.

El hecho de ser portador de una derivación urinaria tampoco impedirá al paciente realizar cualquier tipo de viaje.

A continuación exponemos algunas sugerencias para los mismos:

> o Llevar suficientes suministros para que duren durante todo el viaje y algo más. Llevar el doble de lo que pueda necesitar, pues no es difícil que los materiales no sean fáciles de conseguir en el lugar de destino. En cualquier desplazamiento resultará recomendable llevar material suficiente de recambio por si es necesario realizar algún cambio durante el viaje. De la misma forma y para no correr el riesgo de que en viajes por avión, la compañía aérea pueda perder el equipaje, es aconsejable introducir en el equipaje de mano algunos recambios que puedan solucionar el problema durante un tiempo ante este tipo de incidencias (material para 4 ó 5 días).[21]
>
> o Asimismo, debe asegurarse de que en el sitio de destino podrá adquirir o conseguir los dispositivos que esté utilizando y si no es así, lo más conveniente será llevar material para todo el periodo vacacional.
>
> o En viajes muy largos podrá adaptarse una bolsa de pierna a la bolsa recolectora para conseguir una mayor autonomía.
>
> o Debemos también tener en cuenta que, en verano, por el calor y el sudor de la piel, los dispositivos puedan perder cierta adherencia y sean necesarios cambios más frecuentes.
>
> o Cuando viaje en automóvil, mantener los suministros en sitio fresco evitando las altas temperaturas.[21]
>
> o Para evitar problemas con aduanas o en inspecciones del equipaje, es aconsejable llevar informe médico que indique la necesidad de viajar con ciertos dispositivos y/o medicamentos.
>
> o Si suele conducir, únicamente tendrá la precaución de que el cinturón de seguridad no comprima el dispositivo colector o el estoma.

- Sexualidad.

La sexualidad se halla íntimamente relacionada con la imagen corporal y constituye un aspecto altamente complejo en los pacientes sometidos a una intervención de derivación urinaria. Es muy importante crear un ambiente de confianza y empatía con los mismos, de forma que sean capaces de verbalizar inquietudes con respecto a la sexualidad y a las relaciones de pareja.[15]

Las relaciones sexuales y la intimidad son aspectos importantes y de plenitud en la vida de las personas que deben continuar tras la cirugía, aunque debemos ser realistas y saber que obligatoriamente habrán de pasar por un periodo de adaptación. La actitud y la comunicación son factores clave en restablecer la expresión íntima y sexual.

Inicialmente, la persona estará más preocupada en aspectos prácticos del cuidado del estoma o catéter, la piel, cambio de dispositivos, etc. y no exteriorizará sus preocupaciones psicosexuales. Por ello, es importante realizar una labor exhaustiva de información, concienciación y seguimiento en la fase de posthospitalización.[15]

Tras la cirugía, un alto porcentaje de hombres presentan disfunción eréctil, unas veces temporal y otras definitiva. Todo dependerá de si, tras la intervención, o como consecuencia de la enfermedad se han visto afectados los vasos y nervios que se encargan del perfecto funcionamiento de los órganos genitales y que posibilitan la erección y eyaculación.

Las mujeres, en cambio, pueden sufrir alteraciones en su sexualidad más relacionados con la autoimagen, aunque también pueden experimentar molestias durante el coito generalmente por aumento de sequedad vaginal.

A veces, la función sexual se ve afectada por el stress y la sobretensión experimentadas durante la enfermedad y la intervención, de modo que la aparente incapacidad sexual podría mejorar al cabo del tiempo.

En todo caso, el hecho de tener una derivación urinaria no debe significar que haya que ignorar u olvidar la sexualidad, sin embargo, se pueden desarrollar reacciones comunes que puedan interferir en el deseo sexual.

Por ello, será de vital importancia compartir con la pareja los temores e inseguridades para afrontar la situación de forma conjunta. Aclarar ciertos comportamientos en lugar de malinterpretarlos; lo que se interpreta como un rechazo puede ser simplemente el miedo del compañero/a a lastimarlo.

Nuestra labor será la valoración individualizada del problema:[18]

- o Evaluación de los temores del paciente manteniendo un clima de comunicación e intimidad que le permita verbalizar sus miedos, su conocimiento y su actitud ante la nueva situación.
- o Valoración de la relación del paciente con su pareja antes de la intervención.
- o Revisar con el paciente y su pareja los cambios que se pueden producir en la función sexual como resultado de la intervención.
- o Animar al paciente y a su pareja para que transmitan sus sentimientos mutuamente.
- o Recordar que existen muchos modos de expresarse

sexualmente. Aunque no se pueda mantener una erección, sí es posible conseguir un orgasmo, con o sin eyaculación. Si la penetración no es posible, se podrá experimentar con variaciones para lograr el placer y la satisfacción sexual.

o Estas otras opciones así como ciertos medicamentos y dispositivos pueden mejorar su vida sexual.

o Tranquilizar al paciente y a su pareja asegurándoles que el acercamiento físico no dañará al estoma o al catéter.

o Derivar o aconsejar derivación al urólogo, si fuera preciso.

Puede que las cosas no salgan a la perfección durante la primera relación íntima tras la cirugía. Es posible que el hombre tenga dificultad en obtener y mantener una erección, así como que la mujer experimente dolor durante el sexo. Estos problemas, lejos de estigmatizarlos, deben constituir el punto de partida para mejorar con el tiempo y un punto de unión en la pareja que hará que crezca en cariño y comunicación.

Algunos consejos prácticos sobre las relaciones íntimas del paciente serían: [18]

o Planificación, en la medida de lo posible, del encuentro sexual que permita hacerlo con seguridad e higiene.

o Vaciar y cambiar la bolsa antes del coito.

o Contemplar la posibilidad de utilizar bolsas opacas o bolsas minoca.

o Si le aporta intimidad, utilizar un cinturón o faja compatible con los dispositivos.

o Utilizar perfume o colonia.

o Vestir lencería que pueda camuflar la derivación.

o Utilizar música durante el acto que impida escuchar sonidos que puedan avergonzarle.

o Comunicación, comunicación y comunicación.

Por último, a muchas mujeres jóvenes pueden surgirles dudas sobre la posibilidad de iniciar un embarazo. Dependiendo de la patología que hizo necesaria la realización quirúrgica de una derivación urinaria y de la propia intervención, la habilidad o la capacidad para concebir puede que se halle intacta y el embarazo y el parto sean completamente normales. En cualquier caso, será aconsejable consultarlo antes con su médico.

En urostomías continentes; así como, en situaciones normales, las mujeres vacían con una mayor frecuencia sus vejigas durante el embarazo, puede hacerse necesario vaciar el reservorio con una mayor asiduidad debido a que disminuirá su capacidad por el crecimiento del bebe. Las cateterizaciones también pueden ser más dificultosas durante el embarazo, pero deben regresar a la normalidad tras el parto.

Por todo ello, el embarazo si puede ser posible para la mujer que se haya sometido a una cirugía de derivación urinaria pero antes de planearlo deberá consultarlo con su especialista. La derivación, por sí sola, no constituye una razón para evitarlo. El riesgo durante el parto no debería ser mayor al de otras madres, pero si existen otros problemas de salud debería considerarse y sopesarse con su médico y su pareja.

8 CUIDADOS

A la hora de mencionar los diagnósticos enfermeros, no debemos obviar que inicialmente estos pacientes pasan por etapas asociadas al propio proceso quirúrgico, con diagnósticos enfermeros y cuidados estandarizados (planes de cuidados quirúrgicos propios).

Finalizado pues el procedimiento quirúrgico, el paciente ya es portador de la derivación urinaria y abordaremos la valoración incidiendo en aspectos bio-psicológicos y socioculturales; tendremos en cuenta la función renal, grado de autonomía, actividad sociolaboral y de ocio y ayudas familiares y sociales. Es importante a la hora de planificar nuestro plan de cuidados aspectos como: capacidad de comprensión, destreza manual tanto de pacientes como de cuidadores, edad, nivel cultural, la presencia de otras patologías, accesibilidad al sistema sanitario, etc.

Nos centramos pues en pacientes portadores de una derivación urinaria y mencionamos algunos de los diagnósticos más frecuentes y que han de contemplarse (taxonomía NANDA).

Realizaremos una planificación de cuidados de acuerdo con las necesidades del paciente y para obtener óptimos resultados nos marcaremos objetivos realistas y cuantificables y sobre todo adaptados al momento y circunstancia temporal siendo compartidos siempre por el paciente y familia.

- Objetivo general.
  o Facilitar la adaptación a su nueva vía de eliminación.
- Objetivos específicos.

  o Familiarizar al paciente y cuidador en las técnicas de autocuidados, higiene y protección de la piel y nutrición.

o Dar información sobre su proceso, técnicas, y posibles complicaciones.
o Favorecer el conocimiento y manejo de las distintas alternativas terapéuticas y así el paciente pueda elegir.
o Asegurar vías de ayudas externas a través de teléfonos de contactos, guías, etc.

Plan de cuidados.

Plan de Cuidados Estandarizados para el paciente portador de una Derivación Urológica [22, 23, 24,25].

- Diagnóstico: 00108 Déficit de autocuidados baño-higiene r/c una disminución de la motivación, debilidad

  o NOC :
    - 0301 Autocuidados: baño
    - 0305 Autocuidados: higiene.
    - 1615 Autocuidados de la ostomía.

  o NIC:
    - 1801 Ayuda con los autocuidados
    - 0480 Cuidados de la ostomía.

- Diagnóstico: 00016 Deterioro de la eliminación urinaria r/c la cirugía.

  o NOC:
    - 0503 Eliminación urinaria

  o NIC:
    - 0590 Manejo de la eliminación urinaria.
    - 1876 Cuidados del catéter urinario
    - 0480 Cuidados de la ostomía.

- Diagnóstico: 00047 Riesgo de deterioro de la integridad cutánea r/c   excreción urinaria y/o complicaciones del estoma.

  o NOC:
    - 1615 Autocuidados de la ostomía.

- o NIC:
    - 0480 Cuidados de la ostomía
    - 3584 Cuidados de la piel: tratamiento tópico
    - 3440 Cuidados del sitio de la incisión.

- Diagnóstico: 00004 Riesgo de infección r/c procedimientos invasivos.

    - o NOC:
        - 0305 Autocuidados: higiene
        - 1814 Conocimiento: procedimientos terapéuticos.

    - o NIC:
        - 1876 Cuidados del catéter urinario
        - 3590 Vigilancia de la piel.

- Diagnóstico: 00126 Conocimientos deficientes sobre su nueva situación de salud r/c la falta de información sobre enfermedad, autocuidados, recursos.

    - o NOC:
        - 1803 Conocimiento: proceso de la enfermedad
        - 1829 Conocimiento: cuidados de la ostomía.
        - 1806 Conocimiento: recursos sanitarios.

    - o NIC:
        - 5602 Enseñanza: proceso de enfermedad.
        - 0480 Cuidados de la ostomía.
        - 5618 Enseñanza: procedimiento de irrigación vesical.

- Diagnóstico: 00053 Riesgo de aislamiento social r/c el miedo al rechazo de los demás por el posible olor y fuga del dispositivo.

    - o NOC

- 2601 Clima social de la familia
- 1503 Implicación social.
- 2002 Bienestar personal.
- 1200 Imagen corporal.

o NIC:
- 5100 Potenciar la socialización.
- 5440 Aumentar los sistemas de apoyo.
- 5230 Aumentar el afrontamiento.
- 5270 Apoyo emocional.
- 5240 Asesoramiento.
- 5400 Potenciación de la autoestima.

• Diagnóstico: 00055 Desempeño inefectivo del rol r/c la enfermedad.

o NOC.
- 1208 Nivel de depresión.
- 1302 Afrontamiento de problemas.
- 1305 Adaptación psicosocial: cambio de vida.
- 1501 Ejecución del rol.

o NIC.
- 4420 Acuerdo con el paciente.
- 4920 Escucha activa.
- 5230 Aumentar el afrontamiento.
- 5240 Asesoramiento.
- 5270 Apoyo emocional.

• Diagnóstico: 00062 Riesgo de cansancio en el desempeño del rol de cuidador r/c presencia de agentes estresantes situacionales que afecten a la familia, falta de experiencia en cuidados, deterioro de la salud del cuidador, duración de los cuidados, enfermedad grave del receptor de los cuidados.

o NOC:
- 0003 Descanso.
- 1902 Control del riesgo.
- 2202 Preparación del cuidador familiar domiciliario.
- 2203 Alteración del estilo de vida del

cuidador principal.
- 2208 Factores estresantes del cuidador familiar.
- 2506 Salud emocional del cuidador principal.
- 2507 Salud física del cuidador principal.
- 2508 Bienestar del cuidador familiar.

    o   NIC:
- 7040 Apoyo al cuidador principal.
- 5606 Enseñanza: individual.
- 8100 Derivación.

- Diagnóstico: 00059 Disfunción sexual r/c la alteración de la imagen corporal.

    o   NOC:
- 0119 Funcionamiento sexual.
- 1308 Adaptación a la discapacidad física.

    o   NIC:
- 5248 Asesoramiento sexual.

Evaluación del plan.

Esta evaluación se realiza de forma continuada, debido a los permanentes cambios a los que están sometidos tanto paciente como cuidador. Tras la evaluación veremos si se cumplen objetivos o por el contrario se deberá comenzar de nuevo valorando nuevas necesidades.

9 RESUMEN

Las derivaciones urinarias se definen como procedimientos quirúrgicos cuyo objetivo principal es la derivación externa de la orina, bien a través de un estoma abdominal, mediante sondas o catéteres o utilizando algún otro reservorio natural de almacenamiento, como el propio recto o neovejigas creadas a partir de porciones de intestino.

Básicamente son realizadas en casos de obstrucción de las vías urinarias y/o extirpación quirúrgica de órganos de paso o almacenamiento de la orina en su salida al exterior.

Las principales causas o factores etiológicos para la realización de una derivación urinaria son:

- Tumores: carcinoma vesical, principalmente.
- Vejiga neurógena: disfunción del tracto urinario inferior de origen neurológico.
- Procesos obstructivos: tumorales o litiásicos, principalmente.
- Malformaciones congénitas: como la extrofia vesical.
- Traumatismos: a nivel de pelvis ósea y zona lumbar.

Las derivaciones urinarias pueden clasificarse según distintos criterios:

- Según el pronóstico de permanencia:
  o Temporales.
  o Definitivas o permanentes.
- Según el uso o no de la vía natural de eliminación urinaria:
  o Ortotópicas: la orina acaba eliminándose por la uretra.
  o Heterotópicas: la orina se elimina por vías alternativas a la natural (estoma abdominal, sonda, recto,...).
- Según el control voluntario de la micción:
  o Continentes: la eliminación de orina se realiza de forma

voluntaria.

  o No continentes: no hay control voluntario de la micción.

Dentro de las derivaciones urinarias continentes podemos destacar:

- Urostomía continente: se construye un reservorio o neovejiga a partir de una porción de intestino, que se aboca a la pared abdominal a través de un pequeño estoma mucocutáneo. El paciente debe someterse a periódicos autosondajes para el vaciamiento urinario.

- Ureterosigmoidostomía: donde los uréteres son anastomosados al colon sigmoide y la orina es eliminada por vía rectal.

- Ureteroileouretrostomía: los uréteres son anastomosados a una neovejiga creada con una porción de intestino que es abocada nuevamente a la uretra.

Entre las derivaciones no continentes más importantes podemos incluir:

- Nefrostomía: la orina es derivada desde su origen, el riñón, directamente a la piel a través de una sonda o catéter de pequeño calibre.

- Pielostomía: colocación del catéter en pelvis renal abocado al exterior en el flanco abdominal.

- Ureterostomía cutánea: se abocan uno o ambos uréteres a la piel a través de un pequeño estoma.

- Ureteroileostomía tipo Bricker: una de las técnicas de derivación urinaria más utilizada en la actualidad. Consiste en crear un conducto ileal con una porción de íleon al que se abocan ambos uréteres, que es derivado al exterior a través de estoma mucocutáneo.

- Cistostomía: la orina es derivada desde la propia vejiga natural al exterior mediante sonda suprapúbica.

- Uretrostomía: se deriva el curso de la orina desde la propia uretra hasta la piel a través de un estoma en zona perineal.

Los cuidados de enfermería al paciente portador de una derivación urinaria se clasificarán en cuidados preoperatorios, cuidados en el postoperatorio inmediato y cuidados en el postoperatorio tardío. Los dos primeros serán comunes y similares en un alto grado a los practicados en la realización de cualquier intervención quirúrgica y, por tanto, estandarizados y protocolizados en cada centro o unidad.

Los cuidados postoperatorios específicos diferirán dependiendo del tipo de derivación urinaria que se haya practicado. Así, deberemos conocer los cuidados propios de un estoma mucocutáneo y los cuidados propios de las sondas o catéteres de nefrostomías o pielostomías.

En todo caso, será de vital importancia para ambas situaciones, la educación sanitaria, la promoción del autocuidado, la empatía y el apoyo psicológico que permita una adecuada adaptación del paciente a su medio psico social y familiar tras el alta hospitalaria.

Los dispositivos existentes en el mercado para la recolección de orina en pacientes portadores de una derivación urinaria consisten principalmente en un sistema de bolsa que podrá ser de una pieza (si la propia bolsa lleva incorporado su disco adhesivo) o de 2 piezas (si está compuesta por la bolsa recolectora y el disco adhesivo a la que es anclada, que no precisará cambios tan frecuentes), así como multitud de productos y accesorios para la higiene, cuidado y protección de la piel, autosondajes, etc.

Como toda técnica quirúrgica, la realización y posterior mantenimiento de una derivación urinaria no se halla exenta de posibles complicaciones; unas de carácter más agudo y otras más tardías. Entre las más importantes destacaremos:

- Obstrucción, pérdida o movilización de la sonda o catéter.
- Dermatitis y otros problemas en la piel periostomal o pericatéter.
- Hemorragias.
- Problemas o complicaciones del estoma (estenosis, edema, isquemia, necrosis, dehiscencias, retracción, hernias, prolapso, etc.).
- Complicaciones propias de la técnica quirúrgica (fugas de orina por las suturas, fistulizaciones, estenosis a nivel de la anastomosis, etc.).
- Litiasis.
- Infecciones urinarias.
- Complicaciones sistémicas (alteraciones metabólicas, síndromes de malabsorción, etc.).

Por último, a parte de todas las recomendaciones técnicas, teóricas y prácticas, sobre las que habrá de instruirse al paciente, deberemos dedicar un amplio apartado a todos aquellos aspectos no relacionados de una forma directa con el cuidado en sí del estoma o catéter urinario pero al mismo nivel de importancia para proponer una deseable y saludable adaptación y reincorporación del individuo a su medio social y familiar.

Aspectos como la alimentación, la higiene, el ejercicio físico, el trabajo, la vida social, los viajes y la sexualidad son puntos indispensables a integrar en el plan continuo de seguimiento de nuestro paciente para conseguir como gran objetivo global, no solo de nuestro trabajo, sino del trabajo diario de todos los profesionales dedicados a su cuidado diario, que "aprendan a vivir con una derivación urinaria".

10 BIBLIOGRAFÍA

1- García de Jalon Martínez A., Sancho Serrano C., Trivez Boned M.A. Valdivia Navarro P., Gonzalvo Ibarra A., Roncales Badal A., Liedana Torres J.M. y Rioja Sanz L.A. Servicio de urología del Hospital Universitario Miguel Servet (Zaragoza). Derivaciones urinarias y ampliaciones vesicales. 2002.

2- Tejerizo J.C, Schiappapietra J, Quijada Folgar E. Derivaciones urinarias bajas. Fascículo II de Cirugía reconstructiva urológica. Programa de actualización continua y a distancia en urología del Comité de Educación Médica Continua de la Sociedad Argentina de Urología. 2002.

3- Spalteholz W, Pons Tortella E. Atlas de Anatomía Humana vol 3. 14ª ed. Barcelona: Editorial Labor; 1990

4- Barranco Martos A, Peña Amaro P, Gómez Salgado J, García Alcaraz F. Fundamentos de los cuidados nefrológicos. Madrid: FUDEN; 2008

5- Cutillas Arroyo B. Sistema Urinario: Anatomía [internet]. Barcelona: Collegi Oficial Infermeres I Infermers Barcelona; 2015 [consultado el 9 jun 2016]. Disponible en:
https://www.infermeravirtual.com/esp/actividades_de_la_vida_diaria/fich a/funciones_del_sistema_urinario/sistema_urinario

6- Guyton AC, Gago Badenas F, De Lucio Cazaña FJ, et al. Tratado de fisiología Medica. 8ª ed. Madrid: McGraw-Hill; 1992

7- Coloplast. Manual Práctico. Una ayuda para las personas urostomizadas y sus familiares.2010.

8- Northwestern Medicine. Northwestern Memorial Hospital. Guía para el paciente con derivaciones urinarias; Abril 2013.
9- Coloplast. Manual sobre derivaciones urinarias.2002.

10- Riomoros Sanz, M.B.; Herrero Cecilia, I., Carrasco Díaz R. (Enfermeras Hospital Universitario de Fuenlabrada, Madrid). Cistectomía total: un mismo problema, distintas soluciones. 2008.

11- Torres Salazar JJ, Ricardez Espinosa AA. Cistostomía suprapúbica: indicaciones, contraindicaciones y consideraciones para su realización. Artículo de revisión de la Revista Mexicana de Urología 2008; 68 (3): 170-173.

12- Aldama López de Viñaspe J., Gómez Colmenero M.M., Castro Guinea I., García de Vicuña   Fernández de Arroyabe P., Vázquez Barrenechea Yolanda, Álvarez Sánchez A.B. Unidad de Urología. Hospital Universitario de Álava-Santiago. Guía de cuidados en pacientes con urostomía. Hacia una mejora en la calidad de los cuidados. Comunicación VII Jornadas de Enfermería del País Vasco. 2011.

13- Castillo García M. D., Denia Cortes A., Flores Bautista A.B., Montealegre Galera L. y Villada Munera A. Unidad urología-ginecología del Complejo Hospitalario Universitario de Albacete (CHUA).Cuidados hospitalarios del paciente portador de nefrostomía percutánea. Protocolo de enfermería. Revisión 2013.

14- MD Anderson Cáncer Center. Madrid (España). Guía de cuidados para pacientes con nefrostomía. Revisado Julio 2012.

15- Canaval G. E., Londoño M.E., Milena Herrera A. Guía de enfermería para el cuidado de la persona adulta con estoma. Guías ACOFAEN. Biblioteca Lascasas, 2005;   1. Disponible en:
http://www.index-f.com/lascasas/documentos/lc0026.php

16- García Villanueva N., Ribera Rebolloso J., Picazo Abad J. y Villada Munera A. Unidad de urología-ginecología del Complejo Hospitalario Universitario de Albacete. Protocolo de cuidados de enfermería en pacientes urostomizados.

17- Ilene Fleisher, MSN, RN, CWOCN; Patti Wise, BSN, RN, CWOCN.

Revisado por Vickie A. Weaver, RN, MSN, CETN y Rosalia Martin MSN, RN, CNS, CWOCN. Traducción por Robert Aragon. Guía de la urostomía continente. 2005.

18- Versión española traducida de: Registered Nurses Association of Ontario. (2009). Ostomy Care and Management. Toronto, Canadá. Registered Nurses Association of Ontario.

19- Carballo Chinarro, A.I. Fundación Te Cuidamos. Guía rápida de urostomía. Enero 2008.

20- Corella Calatayud J.M., Vázquez Prado A. Tarragón Sayas M. A., Mas Vila T., Corella Mas J.M. y Corella Mas L. Estomas; manual para enfermería. I.S.B.N. 84-689-4222-7. 2005.

21- United Ostomy Association, Inc. (1962-2005) y revisado por Jan Clark, RETN, CWOCN y Helen Dubois, RETN. Actualizado y modificado por la Sociedad Americana Contra el Cáncer. Urostomía: una guía. 2015.

22- Marion Johnson, Gloria Bulechek, Howard Butcher, Joanne McCloskey Dochtermen, Meridean   Mass, Sue Moorhead y Elisabeth Swanson. Interrelaciones NANDA, NOC y NIC. Segunda edición.

23- McCloskey Dochterman J., Bulechek G.M..Clasificación de intervenciones de enfermería (NIC) 4° edición. Editorial S.A. Elsevier España. 2004. ISBN: 9788481747874

24- Moorhead S., Johson M., Maas M. y Swanson E. Clasificación de resultados de enfermería (NOC) Medición de resultados en salud. Quinta edición. Editorial S.A. El Sevier España. 2013. ISBN: 9788490224151

25- Heather Herdman T. PhD, RN. NANDA Internacional. Diagnósticos enfermeros. Definición y clasificación. 2009-2011. Editorial S.A. Elsevier España. 2010. ISBN: 9788480864817

EDITOR: *Diego Molina Ruiz*

11 ANEXOS

Anexo 1 Figura 1

Figura 1: Derivaciones urinarias continentes

DERIVACIONES URINARIAS CONTINENTES		
TRACTO URINARIO SUPERIOR		
HETEROTÓPICAS (MUCOCUTÁNEAS)	HETEROTÓPICAS (VÍA DIGESTIVA)	ORTOTÓPICAS (VÍA URINARIA)
UROSTOMÍA CONTINENTE	URETEROSIGMOIDOSTOMÍA	URETEROILEOURETROSTOMÍA
MITROFANOFF, INDIANA, BARCELONA POUCH, KOCK, etc.	COFFEYS, MAINZ II, etc.	PADOVANA, CAMEY, HAUTMANN, STUDER, etc.
Neovejiga (asa ileal) que se aboca a piel a través de un estoma continente	Uréteres a sigma (directamente o a través de un reservorio)	Neovejiga (asa ileal) que se deriva a uretra
La orina es evacuada por la piel cuando se extrae con una sonda	La orina es evacuada con las heces a través de ano	La orina es evacuada por la uretra

Fuente: Coloplast. Manual sobre derivaciones urinarias.2002.

EDITOR: *Diego Molina Ruiz*

Anexo 2 Figura 2

Figura 2: Derivaciones urinarias no continentes

DERIVACIONES URINARIAS NO CONTINENTES						
HETEROTÓPICAS						
TRACTO URINARIO SUPERIOR					TRACTO URINARIO INFERIOR	
A nivel de RIÑÓN		A nivel de URÉTER			A nivel de VEJIGA	A nivel de URETRA
NEFROSTOMÍA	PIELOSTOMÍA	URETEROSTOMÍA CUTÁNEA	URETEROILEOSTOMÍA TIPO BRICKER		CISTOSTOMÍA	URETROSTOMÍA
Riñón a piel • Simple • Percutánea • En raqueta	Pelvis renal a piel	Uréteres a piel • Unilateral • Bilateral • Cañón de escopeta • Transureterostomía	Uréteres a piel a través de un conducto ileal		Vejiga a piel	Uretra a piel
A través de sonda o catéter	A través de sonda o catéter	Directamente, a través de pequeño estoma	A través de un conducto ileal con estoma mucocutáneo		A través de sonda o catéter	A través de un pequeño estoma en pene

Fuente: Coloplast. Manual sobre derivaciones urinarias.2002.

EDITOR: *Diego Molina Ruiz*

Anexo 3 Figura 3

Figura 3: Complicaciones de las derivaciones urinarias no continentes

Coloplast

COMPLICACIONES DE LAS DERIVACIONES URINARIAS NO CONTINENTES

	DEL CATÉTER	DEL ESTOMA	DE LA PIEL	DEL TRACTO URINARIO INFERIOR	DEL TRACTO URINARIO SUPERIOR	SISTÉMICAS
HETEROTÓPICAS — NEFROSTOMÍA Y PIELOSTOMÍA	• Pérdida del catéter • Obstrucción catéter	• Hemorragia • Estenosis • Granulomas	• Dermatitis piel pericatéter	NO	• Hidronefrosis • Infección tracto urinario superior • Litiasis renal • Hematomas	• Insuficiencia renal
URETEROSTOMÍA CUTÁNEA	• Pérdida del catéter • Obstrucción del catéter	• Necrosis • Hemorragia • Dehiscencia • Estenosis • Retracción • Hernia • Granulomas	• Dermatitis periestomal	NO	• Hidronefrosis • Infección tracto urinario superior	• Insuficiencia renal
URETEROILEOSTOMÍA TIPO BRICKER	NO	• Edema • Necrosis • Hemorragia • Dehiscencia • Estenosis • Retracción • Hernia • Granulomas	• Dermatitis periestomal	NO	• Hidronefrosis • Infección tracto urinario superior • Reflujo ureteral	• Insuficiencia renal • Alteraciones metabólicas
CISTOSTOMÍA	• Pérdida del catéter • Obstrucción del catéter	• Hemorragia • Estenosis • Granulomas	• Dermatitis piel pericatéter	• Litiasis vesical • Infección tracto urinario inferior	• Infección tracto urinario superior	• Insuficiencia renal
URETROSTOMÍA	NO	• Hemorragia • Estenosis • Dehiscencia • Retracción • Granulomas	• Dermatitis periestomal	• Litiasis vesical	NO	NO

COMPLICACIONES DE LAS DERIVACIONES URINARIAS CONTINENTES

	DE LA ANASTOMOSIS	DEL ESTOMA	DE LA PIEL	DEL TRACTO URINARIO INFERIOR	DEL TRACTO URINARIO SUPERIOR	SISTÉMICAS
HETEROTÓPICAS — UROSTOMÍA CONTINENTE	• Dehiscencia anastomótica • Fistulas • Estenosis	• Traumatismo • Fallo mecanismo valvular • Pérdida continencia • Edema • Necrosis • Hemorragia • Dehiscencia • Estenosis • Retracción • Hernia • Granulomas	• Dermatitis piel periestomal	NO	• Reflujo ureteral • Hidronefrosis • Infección tracto urinario superior	• Insuficiencia renal • Alteraciones metabólicas
URETEROSIG-MOIDOSTOMÍA	• Dehiscencia anastomótica • Fistulas • Estenosis	NO	• Dermatitis piel perineal	• Tenesmo rectal • Incontinencia urinaria-fecal	• Reflujo ureteral • Hidronefrosis • Infección tracto urinario superior	• Insuficiencia renal • Alteraciones metabólicas
ORTOTÓPICAS — URETEROILEOURE-TROSTOMÍA	Anastomosis Ureterointestinal: • Estenosis • Infección • Fistula mucocutánea • Insuficiencia renal Anastomosis Uretrointestinal: • Estenosis • Fistula • Retención urinaria	NO	NO	• Incontinencia nocturna • Presencia de residuo postmiccional en neovejiga • Incontinencia diurna ortostática	• Reflujo ureteral • Hidronefrosis • Infección tracto urinario superior	• Insuficiencia renal • Alteraciones metabólicas

Fuente: Coloplast. Manual sobre derivaciones urinarias.2002.

EDITOR: *Diego Molina Ruiz*

SOBRE EL EDITOR

DIEGO MOLINA RUIZ, Puertollano (Ciudad Real), 15 de Febrero de 1959.

Formación académica

Licenciado en Enfermería. Universidad Hogeschool Zeeland (Holanda) 2002. Especialista en Enfermería Médico-Quirúrgica. Master en Ciencias de la Enfermería. Universidad de Huelva. Diploma de Estudios Avanzados en Medicina Preventiva y Salud Pública, Universidad de Huelva.

Lugar de trabajo

Enfermero Comunitario UGC Gibraleón del Distrito Sanitario Huelva Costa Condado Campiña.

Profesor asociado Departamento de Enfermería, Universidad de Huelva.

Experiencia previa

Autor y Editor de literatura científica en editorial especializada CC SS. Enfo Ediciones, FUDEN, Madrid.

Como docente ha impartido los Módulos 6 sobre Técnicas de Resonancia Magnética y 7 sobre Técnicas de asistencia en Exploraciones Ecográficas del Curso de Formación Profesional Ocupacional "Técnico en Radiodiagnóstico" con Expediente 98/2005/J/221 y Nº 21 – 15, de la Consejería de Empleo de la Junta de Andalucía, con un total de 250 horas docentes.

Desde 2006 desarrolla labor docente como profesor asociado en la Universidad de Huelva.

Experiencia investigadora

- **Líneas de investigación:** Salud Laboral, Atención Primaria, Preanalítica, Salud Mental.

- **Participación en proyectos de investigación**

  - Investigador colaborador en el proyecto FIS 12/ 1099.

  - En la actualidad participa en un proyecto de investigación en salud FIS.

- **Participación en proyectos editoriales**

  Más de 40 artículos publicados en revistas de enfermería y biomédicas, nacionales e internacionales. Más de 65 capítulos de libros y 36 libros como autor y coordinador.

Otros méritos

Miembro del Comité de Ética Asistencial de Huelva.

SOBRE LOS AUTORES

MARIA AUXILIADORA GOMEZ PACHECO, Huelva, 25 de Febrero de 1974.

Formación académica

Grado de enfermería por la Universidad de Sevilla (1992/95).

Experto Universitario en Enfermería Legal y Forense por la Universidad Nacional de Educación a Distancia (UNED). (2012)

Lugar de trabajo

Enfermera adscrita a la unidad de nefrología y diálisis del Complejo Hospitalario Universitario de Huelva.

Otras actividades
Nueva experiencia en la redacción y publicación de libros.

Javier García Gómez, Huelva, 19 de diciembre de 1990.

Formación académica

Diplomatura de enfermería por la Universidad de Huelva (2008/2011).

Máster en Ciencias de la Enfermería por la Universidad de Huelva (2012/2014).

Experto Universitario en Enfermería Legal y Forense por la Universidad Nacional de Educación a Distancia (UNED). (2012).

Experto Universitario en Enfermería en Salud Mental y Psiquiátrica por la Universidad Nacional de Educación a Distancia (UNED). (2016).

Lugar de trabajo

Actualmente prestando servicios en Atención Primaria para el Servicio Cántabro de Salud.

Otras actividades
Nueva experiencia en la redacción y publicación de libros.

EDITOR: *Diego Molina Ruiz*

TÍTULOS DE LA COLECCIÓN
Notas sobre el cuidado de heridas (15 Libros)

Libro 1: **HERIDAS AGUDAS.** *Notas sobre el cuidado de heridas. Vol. 1*
Libro 2: **QUEMADURAS.** *Notas sobre el cuidado de heridas. Vol. 2*
Libro 3: **HERIDAS TRAUMÁTICAS.** *Notas sobre el cuidado de heridas. Vol. 3*
Libro 4: **HERIDAS QUIRURGICAS.** *Notas sobre el cuidado de heridas. Vol. 4*
Libro 5: **HERIDAS CRONICAS.** *Notas sobre el cuidado de heridas. Vol. 5*
Libro 6: **HERIDAS INFECTADAS.** *Notas sobre el cuidado de heridas. Vol. 6*
Libro 7: **LESIONES CUTÁNEAS.** *Notas sobre el cuidado de heridas. Vol. 7*
Libro 8: **CUIDADO OSTOMIZADOS.** *Notas sobre el cuidado de heridas. Vol. 8*
Libro 9: **CUIDADO TRAQUEOSTOMÍAS.** *Notas sobre el cuidado de heridas. Vol. 9*
Libro 10: **DERIVACIONES CUTÁNEAS.** *Notas sobre el cuidado de heridas. Vol. 10*
Libro 11: **ÚLCERAS POR PRESIÓN.** *Notas sobre el cuidado de heridas. Vol. 11*
Libro 12: **PIE DIABÉTICO.** *Notas sobre el cuidado de heridas. Vol. 12*
Libro 13: **ÚLCERAS VASCULARES.** *Notas sobre el cuidado de heridas. Vol. 13*
Libro 14: **ÚLCERAS EXTRIMIDAD INFERIOR.** *Notas sobre el cuidado de heridas. Vol. 14*
Libro 15: **COMPENDIO DE HERIDAS.** *Notas sobre el cuidado de heridas. Vol. 15*

EDITOR: *Diego Molina Ruiz*

Nota del Editor:

Para poder atender cualquier consulta relacionada con el presente libro o bien con la colección a la que pertenece, quedo en todo momento a disposición de todos los lectores en la siguiente dirección de correo electrónico:

molina.moreno.editores@gmail.com

Edición impresa en papel y ebook disponible en:

www.amazon.com y www.amazon.es

EDITOR: *Diego Molina Ruiz*

www.ingramcontent.com/pod-product-compliance
Lightning Source LLC
Chambersburg PA
CBHW070048210526
45170CB00012B/618